新潮新書

茂木健一郎
MOGI Kenichiro

ひらめき脳

JN283679

162

新潮社

ひらめき脳——目次

はじめに――「アハ！体験」

まずは次頁の図をじっくりと見てください。

何が見えてくるでしょうか？

パッと見ただけでは、何が描かれているか、よくわからないかもしれません。が、じっと見ているうちに、はっきりとした、一度そう見えてしまったらもうそれ以外のものには見えなくなってしまうようなイメージが見えてくると思います。

時間はどれだけかかっても構いません。場合によっては、「わかった！」と思えるまでに何日もかかるかもしれませんから、「わからない！」と思った方は、図を見るのは後回しにして、続きをお読みください。なんといっても、一度「見えて」しまったら、二度と初めて見た時のようには見えなくなってしまう図です。出来るだけ自力で、頑張ってみてください。

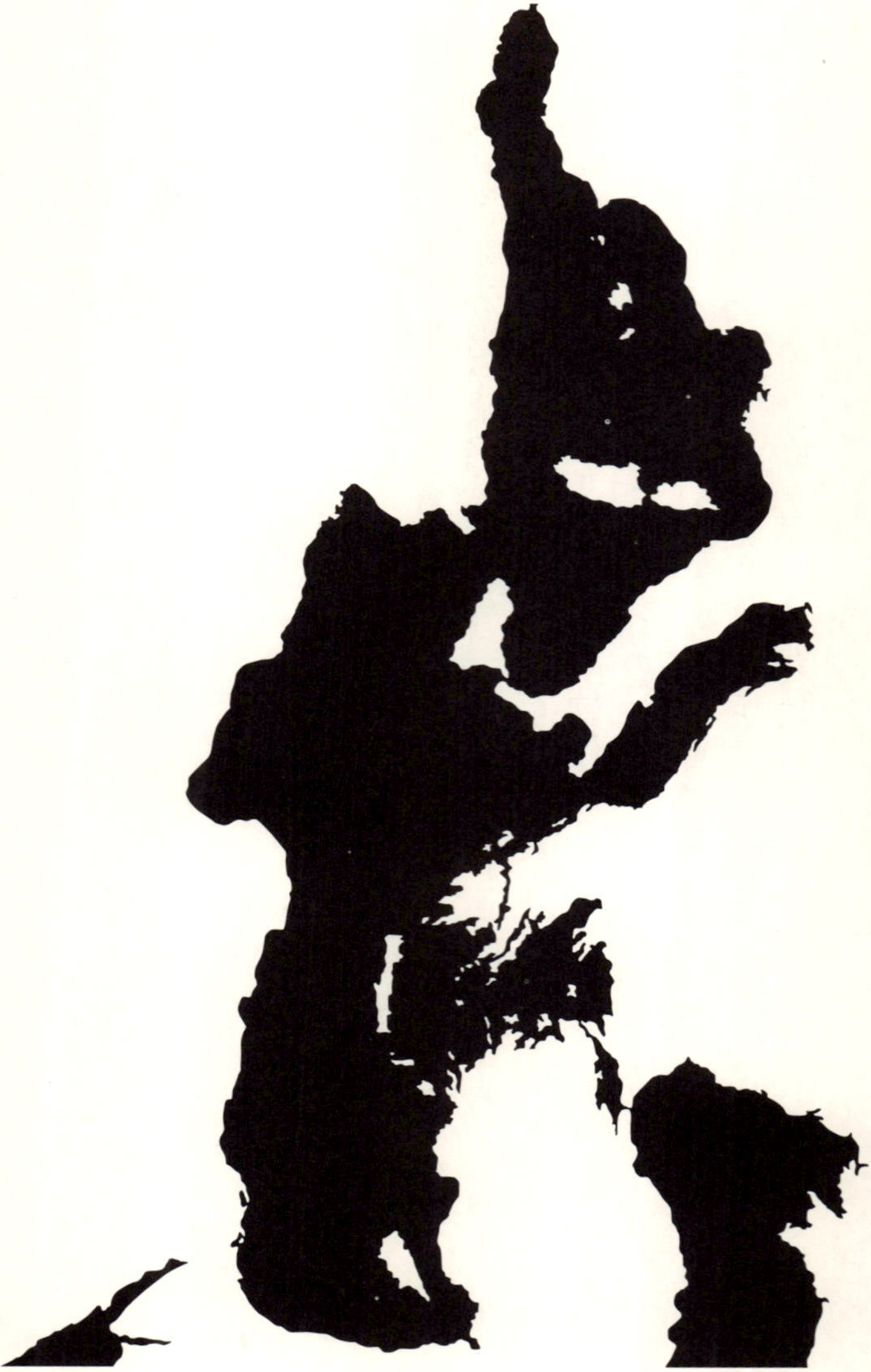

さて、何かの絵柄が見えてきたでしょうか?

いちおうヒントを記しておきますと、かなりスケールの大きなものが見えるはずです。解答は巻末(二百頁)に載せておきますので、そちらを参照していただければと思いますが、これはわかった人が多いかもしれませんね(はじめて見た場合、五分間で正解した人の割合は七十パーセント程度です)。

もちろん、わからなくても気にする必要はありません。何を隠そう、私もはじめてこの図を見た時なかなかわからなくて、半日くらい「何だろう?」と考えて、昼食にカレーを食べながら見ている時に、「あっ、そうか!」と突然わかったのです。なんと、延々六時間の大勝負でした。

どの図がわかって、どの図がわからないかということは、その人のそれまでの経験や、ものの見方によって変化します。いわゆる「頭の良さ」とはあまり関係ありません。わかってしまえば「なーんだ」というだけのことです。では、見えるようになるまでに、あなたの脳ではなにが繰り広げられていたのでしょう?

最初は「なんだこれ?」「何の図だ?」ととまどい、図をあちらから眺め、こちらから眺め、「もしかしてあれかな」「こう見ればいいのかな」と想像を巡らし、考えてはそれを打ち消し、新たな見方をひねり出しては、自分の脳にしっくりと来る正解を求めて頭を回転させ続ける……という現象が起きてはいなかったでしょうか？

そして、一度「見えて」しまうと……「これだ！」「これしかない！」と思えたのではないでしょうか？

こうした一連の体験を、脳科学の用語で、「アハ！体験（Aha! experience）」といいます。英語で、誰かから説明を受けて腑に落ちた時、「Ａｈａ！」などと言いますが、そこから来た言葉です。答えがわかったら、八頁に戻って、もう一度先ほどの図を見てください。最初に自分が眺めていた時に感じたあいまいな印象はきれいに消えて、今では特定の、「これはあれ以外ではあり得ない！」という図に見えているのではないでしょうか？

もう少し、難しい問題をやってみましょう。

この現象についての解説を加える前に、あと三点ほど、似たような図を見ていただきます。誰かと一緒に眺めて、どちらが早くわかるか競うのもよいかもしれません。

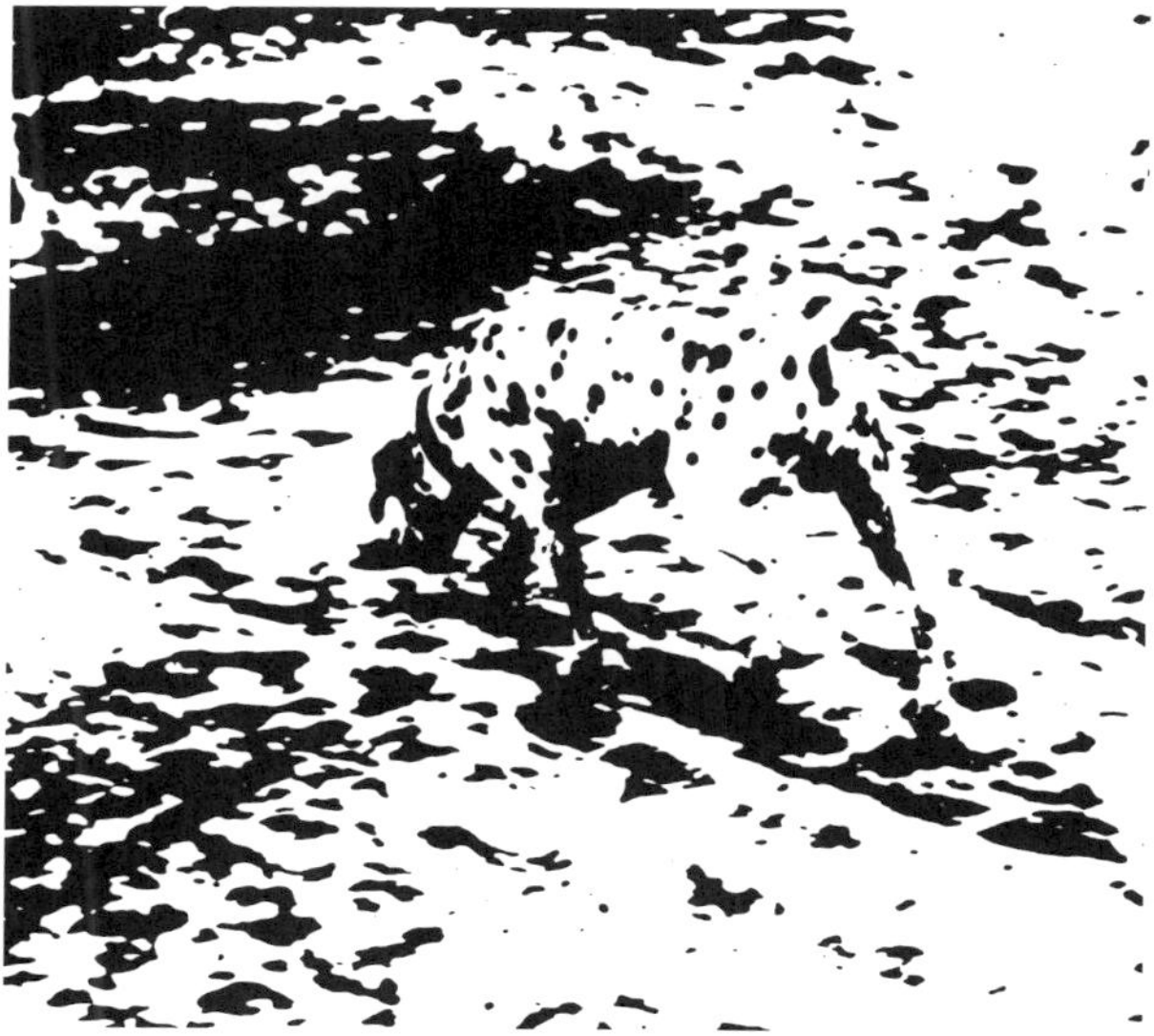

今度はちょっと、難しくなったかもしれません（五分間見つめた場合の正解率は、約十二パーセントです）。

やはりあちらに目をやり、こちらに目をやり、今まで自分が見たことのある画像の記憶を掘り起こし、ひねくり回し、脳をフル回転させていれば、大変結構です。

そうやって脳を使う感覚を味わうことが、この本のテーマと密接な関わりがあるのです。

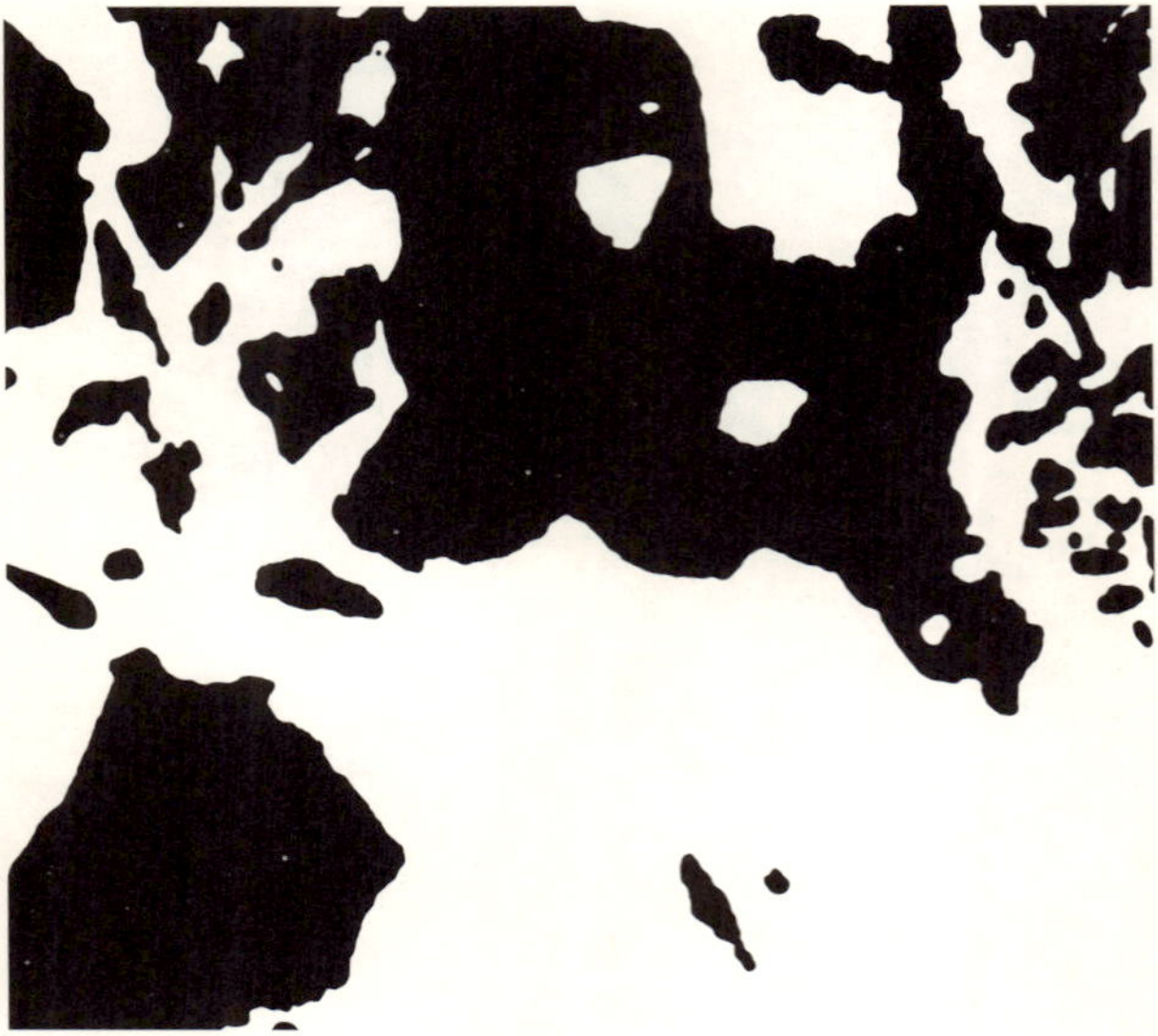

次はこんな図です。
だいぶ、難しくなってきました。
今度の図は、五分間での正解率が九パーセントとぐんと低くなっています。
そろそろ、図を眺めていると、頭の中がもやもやとして、気分がいらいらとして、何かはっきりと見えるはずなのだけれど見えない、脳が一生懸命活動しているのは自分でもわかるけれど、どうしても見えなくてもどかしい、脳がちりちりするような感じがする……といった状態になっていることに気づいているのではないでしょうか？

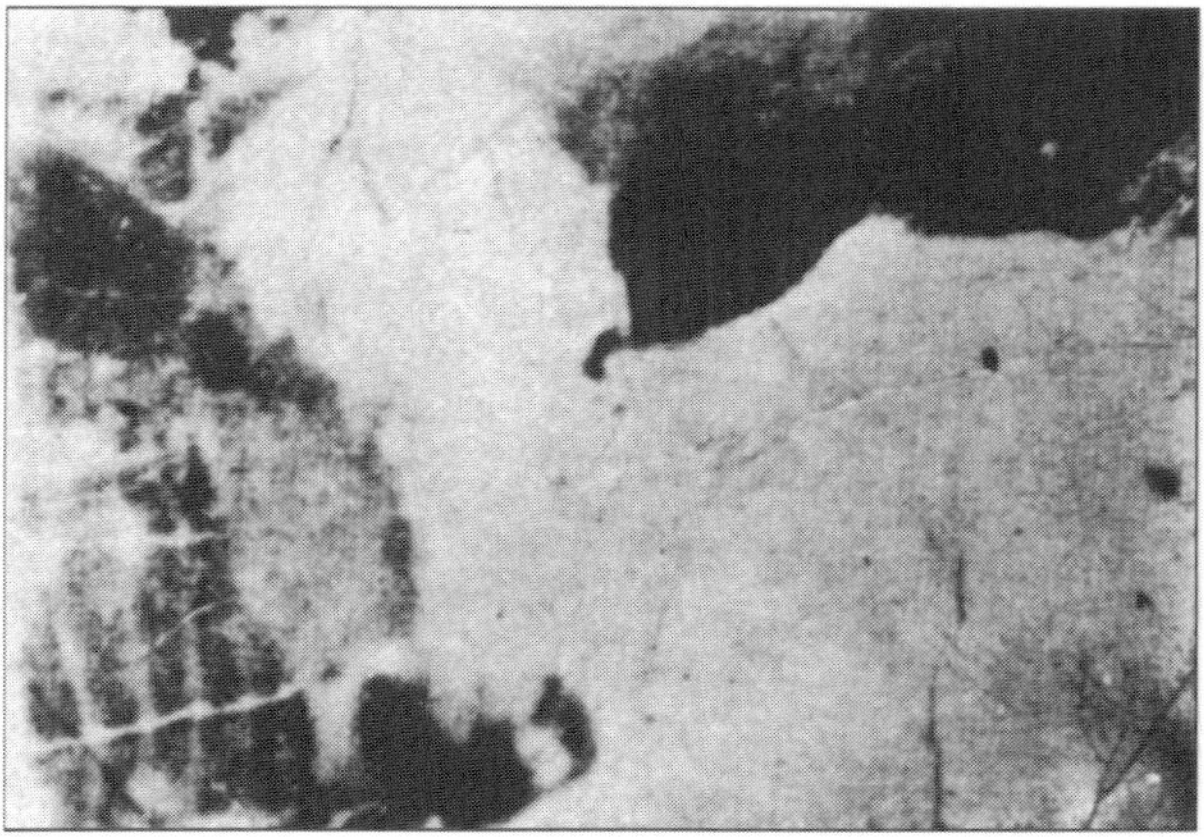

そして、はっきりと「わかった」時、「これだ！」と強く思え、何だか満たされたような気分になる。その歓《よろこ》びもわかるようになっていないでしょうか。

それこそが「アハ！体験」なのですが、最後にもうひとつだけ、図を上に挙げておきます。

最難問とも言える問題ですので、無理だと思ったら先に進み、あとからじっくりと眺めて「脳がちりちりする感じ」を味わってみてください。

できれば、解答を見ずに、一体これは何だろう、とアタマをひねってみてください。

「アハ！体験」とひらめき

どうでしたか？

じりじりするようなもどかしさのなかで一生懸命考え続けていると、ある瞬間にパッと、頭の中が明るくなったように「わかった！」という感覚が訪れなかったでしょうか。

「アハ！体験」が出来たでしょうか？

実は、歴史上の偉大な発明や発見を行った人物、例えばニュートンやアルキメデスも同じような「アハ！体験」をしているはずなのです。

ニュートンはリンゴが木から落ちるのを見て重力を発見しました。アルキメデスはお風呂から水が溢《あふ》れるのを見てアルキメデスの原理（物体が液体中で受ける浮力の大きさは、その物体が押しのけた液体の重さに等しい）を発見し、「エウレカ！（わかった！）」と叫びました。その体験後、彼らの世界観はがらりと大きく変わったことでしょう。もはや、そのことに気づく以前の自分には戻れないほどの衝撃を受けたかもしれません。

彼らが経験したことは、従来は、単に「ひらめき」と呼ばれていました。理由はわからないけれど、突然訪れ、自分ばかりか、その後の世界をすら変えてしまうもの――。ですが、はたして、彼らのひらめきは、突如として、偶然に、訪れたものなのでしょうか？

人間の脳は、平常時と「アハ！体験」時では明確に異なる反応を示します。〇・一秒ほどの間に、驚くほど集中的な神経細胞の活動が脳内で生じ、また、後述しますが、「うれしいこと」（報酬）を表現する脳内の神経伝達物質であるドーパミンがタイミング良く放出されていることが知られています。

この神経細胞の一斉活動と、ドーパミンの放出こそが、「アハ！体験」の「わかった！」という感覚の正体なのだと考えられていますが、これはまさしく、ひらめきの瞬間のメカニズムそのものと言えます。

あなたが味わった「アハ！体験」を思いだしてみてください。

これも後ほど詳しく書きますが、わからない問題をじっと考えている時間というのは、脳がフルに使われている状態です。易しい問題をいくら解いても得られない、脳の活性化が実現されている状態といってもよいかもしれません。

この、「アハ！体験」を生み出す直前の脳に起こっていることとは何なのか――。

「アハ！体験」、ひいては「ひらめき」や「直感」、さらには「創造性」を生み出す脳の状態とはどのようなものなのか――。

ひらめきをより生み出しやすくする脳の状態とはどのようなものなのか――。

脳研究を行う立場からすると、非常に興味深い現象がここにあります。

これから、ひらめきとは何なのか、ともに科学してみましょう。

「アハ！センテンス」

先に掲げたような、「アハ！体験」を生む図を「アハ！ピクチャー」と呼ぶとすると、同様の効果を得られる次のような文章は「アハ！センテンス」と呼べるでしょう。

例えば、

「布が破れると、藁《わら》の山が重要になる」

という文章。

確かに、日本語の意味としても、文法的にも間違っていないのだけれども、なんだか全体として「ピンボケ」で、何が言いたいのかよくわかりません。

一見整合性がないかに見えるこのセンテンスは、あるシチュエーションさえ想像できれば、「なるほど！」と意味あるものに思えるはずです（よく考えてみてください）。早速答えを書いてしまいますが、この場合は、「パラシュート」という言葉がキーワードになります。

このキーワードさえあれば、「パラシュートの布が破れた状態で着陸しなければならなくなった場合、藁の山に降りられるかどうかが命の分かれ目になる」という意味が、同じ文章から浮かび上がってこないでしょうか？

最初の「腑に落ちない」という感じが、「ああ、そうか」という理解と納得のよろこびへと変化する。その「心の錬金術」のようなプロセスが、「アハ！体験」なのです。

このようなひらめきが、ニュートンによる万有引力の発見の瞬間にも、あったに違いありません。ニュートンは、一方ではリンゴをはじめとする地上の様々なものが落ちてくるのに、空の上の月が「落ちてこない」ことが、「腑に落ちない」と感じたのです。

そんなもの、月は空にあるんだから当たり前じゃないか！　と思うのが普通かもしれませんが、それを「腑に落ちない」と思ってしまったところが、ニュートンの偉いところです。

「そうか、月も実は地球の引力を感じながら動いているんだ！」と気づいたことは、先の「アハ！センテンス」で「パラシュート」というキーワードを思いつくのと同じことです。

「アハ！センテンス」の意味がわかることは、ニュートンが万有引力の法則を思いつくことと、本質的に同じ脳の働きである。そう考えると、なんだかわくわくしてきませんか。

以下にこうした「アハ！センテンス」の問題を三つほど挙げておきます。

「キーワード」がわかるでしょうか？　文章の意味を成り立たせるある特定の状況が思い浮かぶでしょうか？

「キーワード」がわからなくて呻吟《しんぎん》すればするほど、脳の活性化には役立つのだ、ということを念頭において、トライしてみてください。

すべて解き終わった場合は、自分で「アハ！センテンス」を作ってみるのも面白いかもしれません。そして、知り合いに出題してみましょう。「アハ！センテンス」を作るということは、ある意味では、さらに高度な脳のはたらきです。

実際、ニュートンの例を考えてもわかるように、しばしば、大発見に至るひらめきは、ユニークな視点に基づく「問題」を見つけることがきっかけになって始まるのです。

【アハ！センテンス①】

鍵が壊れたので、女の子はポップコーンをこぼした。

【キーワード】
サーカスのライオンの檻《おり》

【解答】

サーカスのライオンの檻の鍵が壊れてしまったのでライオンが出てきてしまい、見ていた女の子は驚いて持っていたポップコーンをこぼしてしまった。

【アハ！センテンス②】

時速二十キロで走る友達と会話をしながら、
僕は時速十キロで走った。

【キーワード】
スポーツジム

【解答】

友人とスポーツジムに行き、自分は時速十キロの設定で、友人は時速二十キロの設定にしてルームランナーで走りながら会話した。

【アハ！センテンス③】

夏休みが終わりに近づくほど、増えていった。

【キーワード】
思い出

【解答】

夏休みが終わりに近づいて、楽しい思い出がいろいろ増えていった。「宿題」という答えをする人が多いのですが、宿題の量は最初から決まっているので、増えません。誰ですか、「後悔」だと言う人は！

Ⅰ　ひらめきの時代

今、時代はひらめきを必要としている

時代によって、求められる人材、能力の質というものは変わってきます。

産業革命以前、今で言う第一次産業が生産の基礎だった頃は、肉体労働がメインでしたから、それに耐えうる身体が必要とされました。産業革命以後、近代を経て高度経済成長を迎える頃には、知識が豊富な人や事務処理能力の高い人、俗に言う「ホワイトカラー」が評価されてきました。

では、現代社会においてどのような能力が求められているのでしょうか。

そのキーワードとして、「創造性」や「ひらめき」を挙げることができると私は思っています。

創造性やひらめきは、もちろんいつの時代にも必要とされてきたものですが、現代社会においてこれまで以上に必要とされ、より評価される時代になりつつあることを最近つくづく感じます。

例えば、二〇〇〇年のノーベル物理学賞を受けたジャック・キルビーのひらめきは、現在は世界的な半導体企業として知られるテキサス・インスツルメンツ社に彼が勤務し

ていた一九五八年の夏に訪れました。それまで、様々な素子をつなぐことで作っていた電子回路を、一つのシリコン基板上に作製してしまう「集積回路」のアイデアを思いつき、実際に製作し、特許として出願したのです。この「キルビー特許」は、歴史上最も有名で、そして莫大な経済的利益をもたらしたひらめきの一つとなりました。

今日、私たちが使っているコンピューターの中には、キルビーの発明した「集積回路」をさらに発展させたインテルやＩＢＭ製の「チップ」が入っています。キルビーのひらめきなしでは、今日の高度に発達したコンピューターも、インターネットもなかったと言えるでしょう。

そのインターネット上の情報の検索でまたたく間にナンバーワンの地位を築いた「グーグル（Google）」。今や、「グーグル」で情報を検索して調べることを「ググる」というくらい定着していますが、その急成長の背景には、一つのユニークなアイデアがありました。あるウェブサイトの重要度を、そこに対してリンクを張っている他のサイトの重要度（ページランク）の合計で判断するという、きわめてシンプルなひらめきによって、グーグルは、重要度を手作業で決めていた他の検索エンジンに対して優位な地位を確立することができたのです。

しかし「ひらめきが重要になる」のは、何も企業買収やノーベル賞級の「大きなひらめき」のことだけではありません。日常の中での「小さなひらめき」も私たちが充実した人生を送る上で、とても大切なのです。

日常で起こる様々なひらめきが私たちの生活を変え、豊かにしていると言っても過言ではありません。

例えば、出かける前に服が決まらずグズグズしていた時に、奥にしまいこんでいたカーディガンを組み合わせれば良いとひらめく。

どうしても英語の勉強をやる気がしなかったのは、教材がつまらないからで、自分の好きな映画だったらいくらでも繰り返し見ることができて、その英語がすんなりと耳に入ってくるのではないかと気づく。

電車の中で、おばあさんに席を譲らずに知らん顔をしている若者を、傷つけることなくやんわりと注意する言葉を思いつく。

それぞれの人によって、大切なひらめきが効いてくる場面は異なるでしょう。いずれにせよ、ほんの少し視点を変えること、たった一つの発想の転換を思いつくことで、無駄な努力をしたり、ヤキモキしたりせずに人生の「フロー状態（リラックスして、最大の能力を発揮できる状態）」を実現できる。

ひとりの人間がより良く生きるためにも、ひらめきというものが今まで以上に大切な要素となりつつある。そんなことを最近よく感じるのです。

そのひらめきには理由がある

私たちはこれまでひらめきというものを神秘化して、それがどのようなプロセスを経て起こるのかを見ようとしてきませんでした。しかし最近になって、脳科学の現場で、創造性やひらめきのメカニズムを解明しようと、様々な研究が行われ、成果を挙げるようになってきました。科学が今まで様々なことを明らかにしてきたように、ひらめきにも必ずその理由がみつかるはずです。

十九世紀のフランスに、パスツールという細菌の研究をした化学者がいました。

彼は「微生物は自然発生するものではなく、細菌から生まれるものである」ということを実験で示し、従来の自然発生説を覆しました。つまり微生物にまつわる神秘のヴェールをはがしたのです。

ひらめきについても、神秘のヴェールをはがす作業がこれから必要になるのではないでしょうか。「天啓」（天のみちびき）という言葉があるように、ともすれば私たちは、ひらめきは天から降りてくるもの、自然発生するものと考え、それがどのようなプロセスを経て起こるのか、まじめに考えてこなかったように思います。

しかし、自然とは決して飛躍しないものです。事物には必ず連続性があります。パスツールが微生物の発生を科学的に証明したように、私たちはひらめきというものを科学していく必要があるのではないでしょうか。

なぜひらめきが生まれるのか、それを生み出す脳の働きとはどういうものか。脳の中だけではなく、ひらめきやすい環境とはどういうものか。こうしたことをこれから考えていく必要があると思います。幸い脳科学研究の現場で、それを裏付ける研究成果も挙がってきています。それらを紹介しながらひらめきの重要性について考えていきたい、それが本書の目的です。

ひらめきの大博覧会時代

先ほど、現代という時代状況において、ひらめきが必要になってきていると述べましたが、その理由の一つに社会構造の変化、とりわけ情報環境の進化がまず挙げられます。

インターネットなどの爆発的な普及によって、世界はネットワーク化されました。こうした情報環境の進化が、現代社会にひらめきを必要とさせている一つの大きな要因だろうと思います。

今までの学校教育の指針では、「正解のはっきりとした問題を速く解く」ことを最優先として教えられ叩き込まれてきました。しかしこうした作業は今や、コンピューターが圧倒的な速力でもって担ってしまいます。人間の脳はその点でコンピューターに太刀打ちできません。そうなると人間の脳は、今まで以上に人間の脳にしかできない能力が求められます。

そこで、ひらめきです。ひらめきは、決してコンピューターから生まれることはありません。人間の脳だけがそれを生むことができます。

インターネットのような情報ネットワークがインフラとして発達した世界においては、ひとりひとりがよりユニークな存在であるべきという必要性が高まってきます。

例えば世界のどこかで生まれたアイデア、つまりひらめきはネットワークの中であっという間に世界中に伝播《でんぱ》していきます。農耕技術や工業・医療技術から、宗教や思想まで、ひらめきから生まれたかつてのあらゆるものが、時には一世紀以上かかって世界に広まっていった時代からすると、信じられないことでもあります。

それだけユニークであること、つまりひらめきがより求められる時代であると言えるわけです。

以前は、何か新しいことを思いついても、それを世界に向かって広めていく方法がありませんでした。メディアとしては、テレビやラジオ、新聞のような一方的に情報を伝えるだけの存在が主流で、多くの人はそれをただ受け止めるだけという時代が続いていたのです。

ある意味では、正解をただ覚えていれば良いという日本の学校教育は、このようなメディア状況を反映したものであったかもしれません。もっとも、太平洋を挟んで「お隣の国」でもあるアメリカでは、旧来のメディアが支配的であった時代にも、すでに個人が自らの力でものを考え、それを論文（英語では、日本語で言う「随筆」のみならず、論理的に主張を伝えていく文章も「エッセイ」と呼びます）にまとめる訓練を学生時代からやっているわけですから、言い訳にはなりませんが。

パソコンや携帯メールの普及によって、日本人は以前よりはるかに多くの文章を書くようになったと言われていますが、それは事実なのでしょう。もちろん、そのほとんどは親しい友人に宛てられた私信や、知り合いだけがのぞき込む日記のようなものですが、原理的には誰でも検索し、読むことができるというインターネットの特質から、多くの読者を集め、時には社会現象を引き起こしたり、ブームになったり、本や映画になってしまうようなひらめきも増えつつあります。『電車男』や『生協の白石さん』などのヒットは記憶に新しいところです。

インターネットで世界が結びついたということは、新しいアイデア、ひらめきが一瞬で伝播する環境が形成されたということであり、またひとりひとりの人間がユニークな存在にならなければいけないという時代でもあります。

ネットの普及によって、ひらめきの大博覧会の時代に突入したのです。ある意味では、五億数千万年前、「スノウボール・アース」期（全地球表面を厚い氷が覆った氷河時代）の終結とともに、短期間に原生生物のもととなる生物種が急激に進化したと言われている「カンブリア爆発」に相当する劇的な変化が、インターネットの発達とともに始まっていると言っても良いでしょう。

ひらめきは気持ちいい！

講演などで創造性やひらめきについて話をする機会があります。話を終えて質問を募ると、必ずと言っていいほど「私は人より頭が良くない。創造性もない」「だから、ひらめきなんて私には関係ない」と言う人がいます。

こう人々が思い込んでしまう理由はいくつかあると思います。

私たちがこれまで受けてきた学校教育の悪影響は大きいでしょう。テストの成績で学力を比べるシステムでは、「ひらめき」は全く評価されません。数字で頭の良し悪しを比べようというシステムの中ではそれも致し方ないことかもしれませんが、学校の勉強ができる子どもと、発想力、つまりひらめきを生む力に長けている子どもが必ずしも一致しないことは、巷間《こうかん》広く言われていることでもあります。

「私は人より頭が良くない」とテストの点数や偏差値だけで判断してしまっては、生まれるはずのひらめきも生まれません。脳というのは抑圧をしてしまうと、潜在的な能力を発揮することができない器官なのです。つまり、「私は人より頭が良くない」という思い込みはひらめきにとってじゃまなものです。そういった思い込みを解くことは、脳にとって非常に重要で、ひらめきへの第一歩にもなるのです。

同様に、ひらめきを生むためには大変な努力が必要なのではないか、あるいは苦しいことなのではないかと考える人が多いことも、「ひらめきなんて私には関係ない」という反応の原因になっているのでしょう。確かに、あることを考え続けるその過程は、苦しいことかもしれません。しかし実は、何かを思いついた時ほど脳が喜ぶことはないといっても過言ではないほど、ひらめきの瞬間というのは脳にとってとても嬉しいことなのです。

テストで良い成績をとってほめられることよりも、お金をもうけることよりも、はるかに深く、そして良質の喜びを、ひらめきは私たちの脳にもたらしてくれるのです。

人間が快楽を感じる時、脳の中では、大脳辺縁系にある感情のシステムが活性化しています。とりわけ、「ドーパミン」を中心とする報酬系（脳にとってうれしいことを処理するシステム）において、神経伝達物質が放出されます。最近の研究によれば、ひらめきの瞬間、この報酬系が活性化することが証明されています。つまり、ひらめきはとても気持ちのいいことであることを、脳はすでに知っているのです。

脳というものは、食べ物や飲み物、それに魅力的な異性など、生物として生きのびて子孫を残すために必要な基本的な刺激に対して「喜ぶ」という思いこみが強いかもしれません。しかし、脳の中の報酬系が表現している喜びは、もっと多様で、深いものなのです。

そんなことで脳が喜ぶはずがないだろう、と思うようなことも、また、人間にとって深い快楽の源になっているのです。

たとえば、数学者などは、毎日未解決の数学の問題についてうんうん唸りながら考えることが何よりの快楽です。朝、コーヒーを飲みながら、「さあ、今日もあの難しい問題について十時間たっぷり考えられるのか！」とわくわくする。それが数学者というものなのです。

そんなヘンタイや変わり者のことは知ったことか、という人が多いかもしれません。一方で、数学は嫌いだけど音楽は好きだ、という人は、きっと多いことでしょう。

最近の研究によると、音楽に感じる歓びは、生物としての原始的な快楽とほとんどイコールであるようです。

これは、北米大陸の中でも、芸術にうるさいフランス系の人々が多く住むカナダのモントリオールのグループによる研究です。ある人に好きな曲を選んでもらい、その中でも一番グッとくるパート――それはサビでもブリッジの部分でもいいのですが――を指定してもらいます。その部分を聴いた時、脳がどういった働きをみせるのか分析しました。その結果、自分が感動する音楽を聴いていると、おいしいものを食べたり、あるいは魅力的な異性と接したりする時に働く報酬系の神経回路が活性化されることがわかったのです。

人間の脳は、なんと不思議なのでしょう！　ご承知のように音楽というのは、人間が生きていく上で必要不可欠のものではありません。それに比して、食事や異性という存在は、生きるため、子孫を残すために絶対に必要なもので、それらを享受することが脳にとって快楽であるというのはよくわかります。しかし、音楽のような抽象的な音の配列が、なぜ飲食や異性との接触と同等の快楽を脳にもたらすのか、みなさんは当たり前に思うかもしれませんが、脳を研究する立場からすれば、これは大変な問題なのです。

ひらめきが、音楽同様に脳に快楽を与えることは先に述べました。逆にひらめかない状態が続くと脳はとても苦しい。なぞなぞの答えが浮かばないとか、パズルが解けない時の状態が続くと、頭の中がモヤッとした感じに包まれます。冒頭の「アハ！ピクチャー」を眺めている時もこれに近い状態かもしれません。これは喉が渇いたのに水が飲めない、お腹がすいたのにご飯が食べられないという状態にも似ています。しかしひとたびひらめけば、喜びと満足感を脳にもたらす。この喜びの状態が、水を飲んだり食事をしたり異性に接したりすることで得られる快感と同等であることを、脳は知っているのです。つまり、ひらめくということは、脳内の快楽の泉を刺激することでもあるのです。ですから、「ひらめきなんて私には関係ない」などと言っていると、せっかく自分の脳の中にある快楽の泉を、閉ざしてしまうことになるのです。

それは、なんともったいないことでしょう！

特に一生に一度しかないようなひらめきは、強烈に印象に残ります。A10神経という快感の中枢が刺激されるのです。私が今まで脳の研究をしてきた中で、最大のひらめきは、「脳の中で情報が伝達する時には、心の中では時間が経過しない」というものでした。これを思いついた時は、全身に寒気を感じ鳥肌が立ったのを今でも覚えています。練馬区の光が丘公園から、当時勤めていた理化学研究所へ歩いていた時にその瞬間は訪れたのですが、ここで思いついた！という場所を今でも忘れることができません。住宅街の真ん中にある何の変哲もない場所でした。近くで、子どもが三人縄跳びをしていたのも、鮮明に覚えています。

それ以前、脳が感じる様々な質感を表す「クオリア」という概念についてひらめいた時も強烈でした。研究所からの帰り道、電車に揺られていてノートに何やら書き込んでいたら、突然電車の「ガタン、ゴトン」という音が生々しい質感をともなって飛び込んできて、その瞬間「クオリア」についてひらめいたのです。

あの時のひらめきがなかったら、私の人生は今とは全く違ったものになっていたことでしょう。たった〇・一秒の間、神経細胞が一斉に活動し、A10神経が活性化し、ドーパミンが放出された。その一瞬の出来事で大きく変わってしまうのですから、人生とは不思議なものです。

ひらめきは、脳に最大の喜びをもたらします。しかも、その場限りで消えてしまう刹《せつ》那《な》的な快楽とは異なって、一生消えることのない豊かな恵みを運んできてくれるのです。学校のペーパーテストのために劣等感を抱き、自分の中にあるせっかくのひらめきの種を生かさないのでは、もったいなくて仕方がありません。

快楽の泉を自ら閉ざさないために

ひらめきは、何も発明家や科学者、芸術家といった人々だけに必要なものではありません。たしかにこれらの職業ではひらめきがより求められ、それが直接成功につながるという意味では、一般の人よりはひらめきの必要度が高いかもしれません。また、もしかしたら発明家や芸術家といった人たちは、ひらめきの快感について誰よりもよく知っているのではないでしょうか。だからこそそういった仕事に就いているのかもしれません。

それでも、どんな人生を送っている人でも、ひらめきとまったく無縁ということはあり得ないのです。

現代は、あまり我慢をせずいかに欲望を充たすかということを前提にして、社会や経済が動いています。そうした「欲望の文化」の中で、ひらめきや「アハ！体験」は、もっとも強い良質の快楽のはずなのに、「私にはひらめきがない」とあきらめている人は、快楽の泉を自ら閉ざしているということになります。

科学者や芸術家といったひらめきを大切にする職業を選択した人は、人生のどこかでひらめくことの快感を知ったはずです。一部の成功者以外、彼らは経済的に恵まれない場合も多い。たとえば、私は国内でもっとも入学が難しいと言われる東京芸術大学で授業を持っていますが、倍率何十倍という入試に、場合によっては二浪も三浪もしてやっと入学してきた彼らが、いざ卒業してすぐに高収入の仕事に就けるわけではありません。

むしろ、ある意味では「志を曲げて」関係のない一般的な職業に就職でもしない限り、食べていくのがやっと、という学生がほとんどです。

にもかかわらず、そういった職業を選択し続けているというのは、ひらめきによる快楽の強さを知っているからではないでしょうか。ひらめきの快楽にはまってしまっている、とも言えるでしょう。一般にはあまり知られていませんが、現代アートはすべての表現形式の中で、もっとも従来の考え方にとらわれない斬新な発想が求められている分野です。まさに何でもありの、すさまじい「ひらめきの競争」の現場なのです。例えば、ある国際的な美術展では、「この銀行口座に百万円ある。誰でも、使う目的をはっきりさせれば、引き出して良い」という旨《むね》を記した一枚の紙が「作品」として展示されていたこともあります。「そんなの、作品なのかよ！」というツッコミも聞こえて来そうですが、とにかく、何でもありの世界で何とか自分を表現しなければ、国際的な作家として認められないのが、現代アートの世界なのです。

何しろ、美術関係者による「二十世紀でもっともインパクトのあった現代芸術作品」に、マルセル・デュシャンの「泉」が選ばれる世界です。デュシャンの「泉」とは、なんと、男性トイレの便器にサインだけをして美術館に展示した「作品」なのです。

美術大学の学生たちが、苦しくてもなお、アートに取り組むのをやめないのは、それだけひらめきの快楽が大きいからでしょう。

あなたも、その「快楽」に浸ってみたいとは思いませんか？

今までにない、新しいことをやってはじめて意味がある。そんな世界で生きている科学者や芸術家の多くは、自身の「ひらめき体験」について語っています。例えば、スイスの画家パウル・クレーは、チュニジアにいった時に、色彩について目覚めたと語っています。以来彼の画風は劇的に変化し、名作と言われる作品を多く残しました。アインシュタインは、子どもの時に買ってもらった磁石がいつも同じ方向を指していることに強烈な印象を受けました。そして、ティーンエイジャーの時に、「光を光のスピードで追いかけたらどうなるだろう」という問題について考えることを思いつきます。「そんなことをしたら、変なことが起こるに違いない！」というひらめきを追い続けた結果が、人類の時間や空間の観念に革命をもたらした「相対性理論」につながりました。

人類にとって新しい境地を切り開き、世界の見え方を変える。たった一瞬のひらめきの中に、それだけの力が潜んでいるのです。

「国内総ひらめき」を高めよう

脳というのは基本的に快楽原理に則《のっと》っています。つまりある成功体験により快楽を得ると、その体験に関係した神経細胞の回路がその分だけ強化されていきます。そして、再びその快楽を得るため、同じ行動を繰り返すように志向していきます。Ⅶ章で詳しく説明する「強化学習」が、人間の脳をつなぎかえ、人生を変えていくのです。

金銭的な成功や社会的地位の獲得といったものよりも、ひらめきの方が強い快楽があるということは、それだけひらめきが人間の生きる上で役に立ってきたということを、脳が知っているからでもあります。役に立ってきたからこそ、進化の過程で、快楽として残ってきたのです。豊かな人生を生きることとひらめくことは等価なのです。

また脳内の快楽だけでなく、現代社会においてひらめきは、莫大な富をもたらす源泉にもなりつつあります。大げさにいえば、これからは「国内総ひらめき」を高めることを目標にすることが国益に結びつくのではないでしょうか。そのためには、ひらめきの快楽をいかに文化として根付かせるかということが大事になってくるはずです。

一つの国のあり方を変えるのも、結局は一人一人の脳の変化の積み重ねです。日本人はリスクを冒すのが苦手だとか、独創性がないなどと言われていますが、そのような国民性も、一人一人がひらめきのもたらす快楽で自分の脳をつなぎかえていくことで、変えていくことができるはずなのです。

学習とは無数のひらめきの繰り返しである

自分はひらめきとは無縁だという人も、今までの人生の中で一度くらいは「ひらめいた！」という体験をお持ちだと思います。数学の問題を解いている時、何かアイデアを考えている時など、これまで数え切れないほどのひらめきを経験してきているはずです。

意外に思うかもしれませんが、「学習」することとひらめきは実は密接に結びついています。

例えば、数というものを最初に理解した時。あるいは文字というものを最初に認識した時。誰もがその瞬間にひらめいているのです。「あ、そうか！」とわかった瞬間がひらめきなのです。その瞬間のひらめいた感じをたいていの人は忘れてしまっていると思いますが、誰もが学習を通して無数のひらめきを繰り返してきているのです。

現代の脳科学に、「一発学習」と呼ばれる概念があります。「一発学習」というのは、一度それを理解すると絶対忘れないような脳内回路のつなぎかえです。なぞなぞやパズルの答えが一度わかってしまえば、もうそれを忘れることはありません。そのようなものが「一発学習」なのです。

「認知的学習」、つまり言葉で表わすことのできる学習は、特にひらめきを必要とします。それに対して、スポーツなどの運動学習は、別の脳のはたらきを必要とします。体をどうやって動かせばいいか学ぶのは、小脳が関与する「手続き記憶」です。それと「認知的学習」のメカニズムは違います。「認知的学習」には、基本的に小さいひらめきが不可欠なのです。

「学習」というと、知識をいかに頭に詰め込むかが勝負と勘違いする人も多いのですが、学習とは、外の情報をそのまま取り入れることではありません。どんな学習でも能動的に気づく、つまりひらめくというプロセスを経ないと定着しません。詰め込み教育がダメな理由はそこです。自分で「気づく」「ひらめく」というプロセスを通した方が、効率も良く創造性の高いものになるのです。

このあたりの教育の哲学については、たとえばアメリカのように「ひらめき」や「独創性」を大切にしてきた国のあり方に、学ぶべき点が多くあるのではないでしょうか。

「小さなひらめき」を抱きしめて

ひらめきにもいろいろあります。先ほど述べたような、学習経験によって誰もが獲得してきた無数の小さなひらめき。人類全体の認識や社会構造を変えるような大きなひらめき。ひらめきの「大きさ」や「深さ」は様々です。ニュートン力学、相対性理論、コンピューター、インターネット。大きなひらめきは人類を進歩させるのに役立ってきました。しかし、どんな小さなひらめきも自分にとっては新しくかけがえのないものです。それを大切にしなければ、ひらめきのすばらしさは見えてきません。

先ほど、情報社会の発達によって、個人のユニークさが要求される水準が高くなったという話をしました。また、自分が思いついたことを、広く世界の人々に対して発信する方法も整備されてきたと申し上げました（想像してみてください。もし画期的なアイデアが浮かべば、それをインターネット上で発信することで、大きな社会的変化をもたらすチャンスが、誰にでもあるのです。ニューヨークや東京といった文化の中心に住んでいる必要はありません。インターネットにつながってさえいれば、地方の小さな都市や、海に浮かぶ過疎の島でも関係ないのです）。

しかし最初から大きなひらめきのことばかり考えてしまうと、いつまでもひらめきの快楽に気づくことができないのも事実です。やはり、小さな積み重ねが必要なのです。

日本の学校教育にやや批判めいたことも申し上げましたが、もちろん、学校での学びが大切なことは言うまでもありません。初等教育で学ぶことは、世間にとっては新しいことでなくても、自分にとっては新しいことのはずです。それだけで、脳にとっては十分なわけです。自分の子供が言葉や数や文字を理解するのを見るのは、どんな親でも嬉しいものです。

考えてみれば、生まれてきたばかりの赤ちゃんにとって、世界のほとんどのことは未知なのです。

ひらめきによってひとりひとりの脳が喜ぶということが一番重要で、それがめぐりめぐって社会においてどう評価されるかというのは、自分にコントロールできることではありません。シリコン基板上の集積回路の原理を思いついたジャック・キルビーのように巨万の富を築き、またノーベル賞までもらえるかどうかは、いわば宝くじに当たるようなものです。「当たりくじがどうしても欲しい！」という結果からスタートすると、ひらめきはとたんにハードルが高いものになり、結局は「私は人より頭が悪いから」と引っ込み思案になったり、ネガティヴ思考になってしまったりします。

日常の中で出会う小さなひらめきを抱きしめる。まずはここから始めましょう。そのことが、たとえ宝くじに当たらなくても、必ずよりよく生きることにつながっていくはずです。

Ⅱ　ひらめきを生む環境

リラックスがひらめきを生む

ひらめきについては、多くの誤解があるように思います。まず挙げられるものは、先にも述べましたが、ひらめきはある種の天才にだけ起こるもので、発明家や、科学者、芸術家といった特殊な職業の人々の特権である、という思い込みです。

実際には、誰にでもそれと気づかずにいるたくさんのひらめきがあります。「ああ、そうか！」と世界について新しい何かをつかんだ時に、私たちはまた一つひらめきの階段を上っているのです。

次に多い誤解は、ひらめくためには、考えることを脳に強制し無理やり何かひねり出す必要があるのではないかというものです。しかし、実際にひらめきやすい環境というのは、脳への強制とは無縁で、まったく正反対のものなのです。

脳は、どんな時にも常に自発的に活動しています。生きている限り、心臓が決して止まることがないように、脳の神経細胞も、ぼんやりしている時も眠っている時も、全体としては一瞬も止まることがありません。強制して活動を促進させるよりも、むしろその活動をいかに抑えるかの方が難しいのです。

ひらめきが生まれやすい環境とは、脳がリラックス――我々研究者は脱抑制という言葉を使います――できる状態のことなのです。極言すると、ひらめきは、脳に対する抑制を外しさえすれば勝手に起こってしまうものなのです。

松下幸之助さんは、「松下電器」の創業時代、まだまだ貧しかった日本にモノをあふれさせようと、「水道哲学」を唱えました。私たちの脳はひらめきにあふれています。水道の蛇口をひねればどこでも水が出てくるように、脳は、その気になればいつでもひらめきを起こすことができるのです。

問題は、そのような自分の潜在能力に気づくかどうかという点にあると言えるでしょう。何よりも、ひらめきは一部の特権的な人たちだけがもつ能力であるという思いこみを払拭《ふっしょく》する必要があるのです。

「哲学の道」はなぜ「哲学の道」となるのか

ひらめきは、リラックスすることによって簡単に引き起こすことができます。

私が、そのことを説明する時にしばしば持ち出すのは、京都の東山にある銀閣寺から南に下る「哲学の道」の話です。「哲学の道」は、近くに住んでいた哲学者・西田幾多郎の散歩コースでした。西田がここを歩きながらよくインスピレーションを得ていたことから「哲学の道」と名づけられました。

　私も京都を訪れた時、そこを歩けば何か良いアイデアが浮かぶのではないかとよこしまな考えを抱いて、たびたび歩いたことがあるのですが、そうしたことはこれまで一度もありませんでした。私は西田に比べて筋が悪いのかなあなどと思ったこともあったのですが、ある時ふと気づきました。

　過去に自分がひらめいた瞬間がどういう環境であったかを反芻《はんすう》していたのですが、そうした瞬間というのは、自宅から最寄りの駅に行く道や、いつも歩き慣れている道をリラックスして歩いている時がもっとも多かったのです。歩き慣れていない京都の「哲学の道」を歩くと、私はキョロキョロと周りの風景に目を奪われてしまって、脳がリラックス出来なくなってしまいます。つまりリアルタイム・オンラインで、時々刻々と周囲から入ってくる情報の処理に脳が手いっぱいの状態になっている。そんな時にひらめく余裕はさすがに誰の脳にもありません。

　要するに、西田にとって東山のその道が「哲学の道」であったというのは、西田がそこを毎日散歩し、リラックスできる道であったからこそ、というわけです。東山のその道そのものに何か特別な仕掛けがあったわけではありません。

　つまり、ひらめきやすい環境というのは、外部からどういったインスピレーションが与えられるかではなく、いかに自分の脳がリラックスできるかということが大事なのです。毎日自分が通っている道が、すべての人にとって「哲学の道」となるわけです。

　なーんだ、と思うかもしれませんが、「ひらめき」のためには特別な環境や、才能は必要なく、ただリラックスすることが必要である、という事実に目覚めるために、「哲学の道は特別な道ではない」というこの話は、とても大切なメッセージを含んでいると思うのです。

退屈はひらめきへの近道

「哲学の道」のエピソードは、ひらめきについて重要なことを教えてくれます。ひらめきを外の環境から促進させることはできないということです。むしろそういった外部からの情報は、ひらめきにとってじゃまになってしまう。いかにリラックスした状態を作り出すか、脳に空白をつくるか、このことこそが重要なのです。

　よく、この絵をみると、あるいはこの音楽を聴くと、インスピレーションが湧いてくると言う方がいますが、これもそうすることでリラックスができるから、脳に空白をつくることができるから大事なのです。その絵や音楽の「情報」自体に、ひらめきを促す特別な性質があるわけではないのです。モーツァルトの音楽でも、それを聞いてさえいればひらめくというものではないでしょう。むしろ、モーツァルトの音楽がもたらす「麗しいリラックスという空白」がひらめきを促すものと思われます。

自分が普段歩く道というのは、おもしろいものがない場合が多い。しかしその方が、オンラインで処理する情報が少なく、よりリラックスできる。何も、特別な刺激的な風景が広がっている必要はないのです。どんなに刺激的な繁華街といえども、車がビュンビュン走っているところや、人が多くてガヤガヤ騒々しいところでリラックスできる人はあまりいないでしょう。

リラックスできる環境は、表現を変えると退屈な時間、退屈な場所でもあります。しかしどうやら脳は退屈が嫌いではないようなのです。むしろ「退屈という空白」を補おうと、何かを自発的に作りだそうとします。だからこそ、ひらめく。

そう考えると、退屈というのもひらめきにとってとても重要な要素なのです。退屈だからこそ、何かを作りだそうと脳が活動する。退屈はひらめきの近道なのかもしれません。

一般にネガティヴだと思われている感情も、それなりの意義があるから進化の過程で消えることなく存在し続けているわけですが、「退屈」にもまた、ひらめきを促すという効用があるのです。

ひらめく環境は人それぞれ

先ほども少し触れましたが、ある課題に取り組んでいる過程で脳が活性化するということは、その課題に必要なモード以外のモードが抑制されるということと等価です。基本的に、何かせっせと仕事をしている状況というのは、逆にそれ以外のモードを強く抑制している状況でもあるのです。仕事や勉学などに追われている時、目の前のこと以外は行わないようにしようと、脳の神経細胞は勝手に判断して、結果として必要のない活動に抑制をかけてしまっているわけです。

ここに、無用の用、退屈の効用があります。特に何の目的もない状態に置かれた時、はじめて脳は自由にいろいろな活動のモードを追求できるのです。

なぜリラックスできる環境でひらめきが起こりやすいのか。

それはつまり、特定のタスク（仕事、作業）のために他のモードを抑制することがなく、脳が自由に活動できる環境にあるから、ひらめきも起こりやすくなるのです。

別の視点から見れば、ひらめく瞬間を作り出す環境というのは、人それぞれであるということも示しています。リラックスする環境は人によって違うわけですから。こう考えると、自分の中でどういう時に、どういった環境でひらめいたのか、よくよく考えてみることが非常に重要になってきます。

自分なりの、リラックスの方程式、ひらめきの方法論を構築する必要があるのです。

歩くとひらめく？

私自身のことを考えると、歩いている時にアイデアが浮かぶことが圧倒的に多いように思います。毎日歩く道がまさに「哲学の道」であるわけですが、そこをぼんやりと歩いている時にハッとするようなインスピレーションが来ることがあります。

脳のような「非線形」（「1＋1が2にならない」というような、単純な部分の組み合わせでは説明できないこと）のシステムの働きを説明する「引き込み」という考え方があります。非線形のダイナミクスの特徴は、ある特定のパターンに全体が引き込まれることです。つまり、ある一定のリズムのダイナミクスに身をゆだねることが、ひらめきのような脳の働きに私たちを引き込んでいくことは、メカニズムとして十分考えられます。歩行の一定のリズムが、脳に何らかの影響を与えているのかもしれません。歩く時は、運転をしている時やテニスなどの運動をしている時などと違い、大脳皮質の認知系の回路が何をやってもいいと解放され、ひらめきを生むための空白を作りだしているのかもしれません。

古代ギリシャの哲学者グループに「逍遥学派」（アリストテレスが学園の歩廊を逍遥しながら高弟たちと論じたことから命名された）というものがありましたが、その頃から経験的に、歩くことがひらめきにつながるということがわかっていたのではないでしょうか。

同じリラックスするのでも、座っている時よりも、歩いている時の方がひらめきやすい。ある程度の運動をしていた方が、脳の活性化が促進されます。この辺りの非線形ダイナミクスの特徴を、もしかしたら人間は大昔から経験的に知っていたのかもしれません。

スランプがひらめきを生む

リラックスが必要な一方で、ずっとぼんやりしているのではひらめきが生まれないことも、また事実です。やはり、緊張と弛緩のメリハリが重要であるということは、私たちの経験に照らしても明らかでしょう。

ひらめきにおいて脳が新しいものを生み出すように、それまでになかったものや性質が生み出されるプロセスを、「複雑系の科学」では「創発」と呼びます。

「創発」の元になった英語は、emergence です。一方、「危機」を表す英語は、emergency です。二つの単語がよく似ているということには、深い意味があると私は考えています。もともとは、液体の中から浮力で上昇することを意味するラテン語 emergere から由来する二つの言葉ですが、まさに、ひらめきとは、そのようにして浮かび上がっていく過程を指すのかもしれません。

いずれにせよ、人間は、ある程度追いつめられなければ、本当のひらめきを起こすことはできないようです。数学者のひらめきも、長年その難しい問題について考えていればこそ、大きく深いものになります。

一九六五年に朝永振一郎らとともにノーベル賞を共同受賞した、リチャード・ファインマンというアメリカの物理学者がいます。量子の研究や『ご冗談でしょう、ファインマンさん』（岩波現代文庫）といった自伝でも有名な、華々しい業績を残した人物ですが、そのファインマンも一時期、研究に行き詰まってやる気をなくし、半年くらい図書館に籠《こも》っていた時期がありました。

そんなある日、大学の庭で誰かがフリスビーを投げて遊んでいるのを眺めていたファインマンは、そのフリスビーの動きに何かがひらめきました。家に帰って早速、一生懸命その動きを計算し、ある法則を見出しました。後日、計算結果を同僚に見せたら、「言いたいことはわかったが、これが何の役に立つんだ？」と一笑に付されただけだったというのですが、このことがきっかけでファインマンはスランプから立ち直ったそうです。

当たり前のことかもしれませんが、ノーベル賞を受賞するような天才的な学者にもスランプはある。しかしそれを脱出するきっかけとして、ある小さなひらめきがあったというのは非常に興味深いことです。このエピソードは、「スランプ」という負のスパイラルから抜け出すために、小さなひらめきが大切であることを教えてくれます。それがどんな小さなものでも、自分の脳にとって嬉しいこと、つまりひらめきを見つけることはとても重要なことなのです。

研究でも人生全般においても、解かなければいけないある問題が発生すると、そのためには何かブレークスルーとなるアイデアが必要になる。しかしなかなかそのアイデアが浮かんでこない。スランプに陥る……。

こうした状態で得たひらめきというものは、より強烈な喜びを我々にもたらします。「問題を設定する」というのは、何かを求めている状態です。そういった時に生まれたひらめきは、人類にとって大いに役立ってきたはずです。役立ってきたからこそ、脳に快楽をもたらすようになってきたとも言えるわけです。

最近になって、やっと経済回復の兆しこそ見えてきましたが、デフレ、少子化、膨大な財政赤字など、なかなかパッとしない日本です。このスランプから抜け出すためには、小さなひらめきが必要なのかもしれません。

ひらめきで重要なことの一つに、「メタ認知」というものがあります。

メタ認知とは、自分の置かれている状況を外から客観的にみる能力のことです。メタ認知がきっかけとなって、ひらめきが起こるということも多いのです。つまりスランプに陥った時、いかに自分の置かれている状況を客観的に眺めることができるのかが重要になるということです。

またスランプの状態にあるということは、追い詰められているということでもあります。当然ファインマンのように、その状態から脱出するため、ひらめきの必要性も増してきます。ひらめきを人生の知恵と考えると、スランプに陥った時こそ、ひらめきが必要とされる、あるいはスランプの時こそ、ひらめきやすくなると考えることもできます。困っている時、スランプの時、アイデアを欲している状態こそが、ひらめきを生む土壌なのかもしれません。

魂が「危機」に陥る時にこそ、「創発」は起こるのです。

気づかないことに気づく

スランプの状態にあるということは、本当は自分を救ってくれるはずの大切なことに「気づいていない」状態であると言えます。どんな視点から見ても救いようのない人生など、あるはずがないからです。先ほどメタ認知について触れましたが、客観的に自分を見つめるということは、「なぜ自分は気づかないのか」を考えることでもあります。別の言い方をすれば、「なぜ気づかないのか」を考えることが、ひらめきへの近道にもなってくると言えるでしょう。

身の周りで起こる森羅万象の変化に、人はいかに気づいていないか。

例えばニュートンの重力の法則。ニュートンはリンゴが落下する様子を見て重力の存在を発見しました。それまでも誰もが、リンゴのみならず、ものが落ちるのを見ていたはずです。しかしそこから重力という概念を思いついたのはニュートンだけです。ニュートンが重力の法則を発見してからは、誰もが当たり前のように、ものが落ちるのは、地球に重力が働いているからだと思うようになったわけです。

またさらに、宇宙空間に月があることは誰もが見知っていました。そして誰もがそのことを不思議に思いませんでした。しかしニュートンだけが、なぜ地上のものは落ちるのに天上の月は落ちないのかという問いを初めて立てた。おそらくニュートンの頭の中では、風景が一変するような出来事だったはずです。

こうした、それまで気づかなかったことにパッと気づき、風景が一変するような瞬間というのは人生のすばらしい瞬間です。また、それがいつ来るか期待を込めて待つことが、人生の楽しみともなります。

科学でも人生でも何でも、「気づかないということにいかに気づくか」ということが重要です。少々ややこしい言い方ですが、まずは「気づかないということに気づく」ことが、新たな気づき、つまりひらめきを生み出すのです。ニュートンのリンゴに相当するようなものが、世の中の森羅万象にはまだまだたくさんあるはずなのですから。

古代ギリシャの哲学者、ソクラテスは、自分がいかにものごとを知らないかという「無知の知」の大切さを説きました。ひらめきの大切さを味わうためには、まず何よりも自分が気づいていない数多くの大切なものの存在に目を向けることが必要なのです。

今、自分はスランプの時期だ、と感じている人は、まだ自分が気づいていないものたちに心の目を向けてみてはいかがでしょうか。

Ⅲ　ひらめきの正体

「ど忘れ」とひらめき

私たち人間の脳の大切な働きの一つに、過去に起こったことを「記憶する」ということがあります。

過去にあったことを覚えていることは、どちらかと言えば「後ろ向き」のことのように思われます。その一方で、新しいことを生み出すことは、未来志向の、「前向き」のことのように思われます。

学校の勉強ができるということは、つまり「記憶力」が良いということであり、それは必ずしも「創造性」にはつながらない。そんな印象が強いことも、記憶とひらめきは関係がないという思いこみにつながっているのかもしれません。

しかし、最近の脳科学は、記憶のシステムと、創造性の間に深い関係があることを示しています。思い出すことと、ひらめくことは、全く異なる脳の働きであるようにも思われますが、実際には両者は深く関係しているようなのです。

『皇帝の新しい心』（みすず書房）などの著作でも知られる天才物理学者、オックスフォード大学教授のロジャー・ペンローズが主張している、「創造することと思い出すことは似ている」というテーゼがあります。これは、ひらめきにおける脳のメカニズムを考えた時、とても重要になってくる仮説です。ペンローズは、新しいものを生み出そうとする創造性と、すでに脳内にあるものを取り出そうとする記憶の喚起の間に類似性があると指摘しているのです。

このペンローズの仮説を考える時に重要になってくるのが、「ど忘れ」をした時の感覚です。

「ど忘れをする」という経験は誰しもあるはずです。知人の名前や芸能人の名前が、覚えていたはずなのに思い出せない。「ほら、昔、あの番組に出ていたあの人。ここまで出ているんだけど……」「パーティーで、向こうはこっちのことをよく知っているみたいなんだけど、どうしても思い出せないんだよね……」。その人に会った時期や、その時の状況など、周囲の関連する事項を手がかりに思い出そうとしてもなかなか思い出せない。知っているはずなのに出てこないという状態は、とてももどかしく、苦しいものです。「ど忘れ」の苦しさは独特のもので、その状態が大好き！という人はなかなかいないでしょう。

「ど忘れ」は、苦しい経験ですから、あまりそのことについて考えたくない、という人もいるかもしれません。しかし、「ど忘れ」の状態について考えることは、ひらめきの正体を明らかにする大切なヒントともなるのです。「ど忘れ」の時に脳内でどういう働きが起こっているのかを考えることが、ひらめきがいかにして生まれるかを考えることにもつながっていくのです。

どのようにして「ど忘れ」は起こるのでしょうか？

記憶を最終的に処理する部位は脳の大脳皮質の側頭葉にあります。人生の様々な体験の痕跡は、そこに収納されていきます。記憶のいわばアーカイヴ（記録を保管するところ）が側頭葉にあると思ってください。そこに、前頭葉から「こういう情報がほしい」というリクエストがいきます。そのリクエストに対しての返答がすぐ戻ってくれば「思い出す」ことになるのですが、側頭葉から返答がなかなか戻ってこない時、いわゆる「ど忘れ」の状態になるのです。

「ど忘れ」というのは不思議なもので、思い出すことができないにもかかわらず、絶対に自分はそれを知っているはずだという認識があります。この感覚は、脳科学では、「FOK（Feeling of Knowing）」と呼ばれます。日本語に訳すと、「既知感」とでも訳すことができましょうか。FOKが成立していて、しかも前頭葉からのリクエストに側頭葉が答えを返していない状態、これがつまり、「ど忘れ」の状態です。

なぜＦＯＫという感覚が成立するのか、これは非常に難しい問題です。それほど頻繁にではありませんが、偽のＦＯＫと思われる状態があることも報告されています。つまり、知らないはずなのに知っている感覚がなぜかある……、少々ややこしいですね。

前頭葉が側頭葉にリクエストしてその答えが戻ってこないのにもかかわらず、なぜ「わかっている」感覚だけがあるのか。これは非常に不思議な感覚です。ＦＯＫが前頭葉で成立していることはわかっていますが、その詳細なメカニズムはまだわかっていません。いずれにせよ、「ど忘れ」というのはきわめて人間的な感覚で、コンピューターやロボットには今のところ決して起こらないものです。

ペンローズは、この「ど忘れ」の状態と、創造性とひらめきを要求している脳の状態が非常に似ていると言っているのです。確かにど忘れしたものを思い出す瞬間と、何かがひらめいた瞬間の嬉しい感覚が似ていることは経験的にわかります。「ど忘れ」とひらめきの過程における脳の機能には類似性があるはずです。それを明らかにするためには、記憶のメカニズムについて考えることが必要となります。

ひらめきのサイン

冒頭でご紹介した「アハ!ピクチャー」を眺めながら、「これは何だろう」と考えている時と、「ど忘れ」をして思い出そうとしている時の脳内での活動は似ています。どちらも、前頭葉が側頭葉に、「あれは何か」と答えをずっとリクエストし続けている状態です。

大脳皮質の前頭葉というのは、「私」という自我の中枢です。その「私」の中心が、側頭葉に対して、「これに関する記憶をよみがえらせてくれ」とリクエストをしている。何しろ、必死になって思い出そうとしている時には、それだけ脳内のリソース(資源)を食ってしまっているわけですから、不要不急の他の活動は抑制されてしまいます。その結果、他のことができない。「ど忘れ」の苦しさは、ここにあります。

最近の研究で、前頭葉に「今どれくらい脳が努力しているか」という苦しさの度合いをモニターしている部位があることがわかりました。「ど忘れ」の時のような苦しさが、脳にとってどのような役割をしているのか、その機能的な意味はわかりませんが、ひょっとしたら、他の動きを抑制するためにわざわざ苦しさを生み出している可能性もあります。

そう考えると、この苦しさこそが、ひらめきを生むためのサインなのかもしれません。脳が苦しいと感じた瞬間、それは新たなひらめきを生むチャンスでもあるのです。

まさに、「危機」（emergency）こそが「創発」（emergence）を生むと言えるでしょう。

若い時の苦労は買ってでもしろと言います。もちろん、限界を超えて脳がバランスを崩しては元も子もありませんが、「苦しい」というネガティヴな感情が、時に「ひらめき」への跳躍台になることも事実なのです。

あらゆる問題ですぐに答えが見つかったら、それは大変つまらないことです。最近私も、アメリカのマジシャンであるデビッド・カッパーフィールドの名前がなかなか思い出せず、思い出すまで数日かかったのですが、その間の、ＦＯＫがあるけれど思い出せない時間というのはなかなか幸せな時間でした。

お前は変人か、と言われそうですが、何かを思い出せない、という苦しい感覚が、創造性と結びついているということを知っていたからです。それに、その時の私にとって、デビッド・カッパーフィールドという人物を思い出すことが、無意識のうちに何か意義を持っていたに違いないとも思うのです。

「アハ！ピクチャー」や、「アハ！センテンス」がわからないという状態は、まさに「ひらめき」へのジャンプのために力をため、準備をしている状態なのです。

ど忘れの構造

それにしても、ペンローズの「創造することと思い出すことは似ている」というテーゼは、現代の脳科学の知見から見ても、きわめて興味深いものがあります。

人間の記憶というのは、機械のメモリーのように一度蓄えられたら、入力された時と変わらず同じ状態で残るというものではなく、ずっと編集され続けています。つまり時間を経るごとに結びつきや文脈がどんどん変わっていくのです。この記憶の編集過程について知ることが、ひらめきの正体を明らかにすることにつながっていくのです（「記憶の編集」についてはⅥ章で詳述します）。

また「ど忘れ」やＦＯＫというような状態がなぜ起こるのかを考えるのにも、記憶の編集というテーマは重要です。現時点ではあくまでも仮説の話ですが、「既知感」は、もしかしたら記憶の編集過程で生み出されているのかもしれません。つまり、前頭葉からこういう情報がほしいと側頭葉にリクエストが行く、しかし側頭葉の方は記憶の編集過程ですでにその答えがわかっている（つまり、その記憶の「インデックス（索引）」ができている）、そんな状態なのかもしれないということです。

それではなぜ前頭葉からのオファーに側頭葉はすぐに答えを返さないのかというと、システムとしてどこかで失敗しているからだと思います。進化の過程で脳が記憶の検索システムを完璧に構築できていないということなのかもしれません。あるいは、すぐには答えが返ってこないという点に、単純にそのまま記憶を収納するのではなく、様々な形で編集してアーカイヴしておく、私たちの脳の記憶のシステムの特質があるのかもしれません。

時には、記憶の編集の過程で、「こんな面白いものができたよ」と側頭葉が前頭葉に教えてくれている可能性もあります。そのような時、「既知感」がなぜ起こるかというと、側頭葉の方から、無意識のうちに編集された記憶の中で、前頭葉に「こういう情報があるんですよ」とお報《しら》せがいっている可能性があるわけです。これが「ど忘れの構造」であり、新しいものを生みだそうとする時の「何となくこんなものが欲しい」という感覚なのかもしれません。だからこそ「知っている」という感じがあるわけです。まったく記憶の編集が進んでいない段階では、それを前頭葉が要求することさえないかもしれません。

　ペンローズの「創造することと思い出すことは似ている」というテーゼは、実は歴史が古いものです。たとえば、古代ギリシャの哲学者プラトンは、「人間はかつて住んでいた魂の故郷の『イデア』を思い起こすのだ」と述べています。そのような二千年来の人間の精神に関する直観が、脳科学の記憶に関する知見によって、徐々に具体的かつ実証的に裏付けられつつあるのです。

無からひらめきは生まれない

　先に「ひらめきは自然発生しない」と述べましたが、「ど忘れ」同様、記憶の喚起における前頭葉と側頭葉の関係性が、ひらめきのメカニズムを考える上でとても大事なものなのです。

　ひらめきを生むためには、記憶を司る側頭葉に、ある程度の準備ができていないといけません。その準備とは「学習」のことです。ひらめくためには、それだけのマテリアルを側頭葉に入れ込んでおかないといけません。そしてそのために学習が必要になります。

暗記する、記憶する、ということと、ひらめきや創造性は正反対であると思う人も多いかもしれません。しかし学習によって記憶のアーカイヴがある程度蓄えられていないと、ひらめきも生まれません。無からひらめきは生まれないのです。学校の勉強も、まったく無駄になるわけではないということです。

例えばモーツァルトは、幼い頃から音楽の英才教育を受けて、いろいろな音楽をたくさん聴いていました。モーツァルトの側頭葉に、そうした音楽の記憶のアーカイヴが豊富だったからこそ、ああいった独創的なものをつくることができたわけです。

ひらめきや創造性のメカニズムというものは、基本的に記憶のシステムが持つ不思議さとほとんどイコールだと言えるのです。つまり、ひらめきや創造性は、記憶の働きから生まれる可能性が高い。記憶というのは、覚えたことをただ再現するのではなく、編集されていく。この編集する力こそが、ひらめきを生む原動力にもつながるのです。

脳の中の空白

脳には「空白」があります。突然「空白」といってもとまどうかもしれませんが、この脳における空白という問題は人間の脳を考える上で、本質的な問題なのです。

コンピューターにとって、情報がない、つまりスペースに空白があるという状態は、その言葉どおり「何もない」ということを意味します。しかし人間の脳の場合、少し意味合いが違ってきます。脳に空白があるということは、そのスペースに何か新しい情報が必ず入ってくることを、あるいはそれを期待できる状態にあることを意味します。つまり、人間の脳にとって、常に空白を持ち続けることは非常に大事なことなのです。「ど忘れ」をした時など特に、脳内の空白が意識されます。しかしそれ以外の時も実は、常にそういう状態が脳内で起こっています。

子どもというのは、大人より多くの空白があります。だからこそ、生きていくのが楽しみで、だんだん年をとると、空白がなくなり、楽しみが少なくなるわけです。未来というのは、人生最大の空白とも言えます。

また創造的な人は、意識的かどうかはさておき、常に空白を持ち続けています。何が入ってくるかわからないという隙間を必ず持っているはずです。隙間がないと創造性もひらめきも生まれません。

冒頭で紹介した「アハ!ピクチャー」や「アハ!センテンス」は、「脳に空白をつくる装置」とも言えます。絵をみせたり文章をみせたりすると、脳に空白が生じ、ここの空白をどうしても埋めたいと脳が活性化していきます。こういう良い空白をいかに持つことができるかが、創造的でいられるかどうかの分岐点になるのです。

先に触れたように、数学者には、十年も二十年も同じ難題を考え続けている人がいます。朝起きるとまずその問題を考える、そしてそれが楽しみで生きている人がいますが、そういう人は、なかなか埋められない空白を持ち続けているわけです。答えがあるようだけどなかなか見つからないという状態は、研究者にとって大変幸せな時間でもあります。私もそういう状況になると、ワクワクしてきます。ある問題を考え続け、脳が苦しくなると、「しめた！」と思うほどです。

私の場合、具体的には、たとえば、脳の中の神経細胞の活動から様々なクオリア（質感）が生まれる過程で、どうして「青のクオリア」はそれとわかるのか、という問題をもう十何年も考え続けています。街を歩きながら、電車に乗りながら、暇になると考えていますが、そんな時、「答えが知りたい！」という脳の中の空白は、本当に胸がときめいてうれしくてたまらないほど大切なものなのです。

ノーベル文学賞を受賞した劇作家、サミュエル・ベケットの有名な戯曲に「ゴドーを待ちながら」というものがあります。最後まで現れることのないゴドーという人物を待ち続ける男たちの話ですが、この話は脳の空白という問題の本質の一端をあらわしているように思います。

人生、待ちぼうけでも全くかまわないのです。待つことの楽しみを大切にしたいではありませんか。

脳における空白こそ、人生の本質です。空白がなくなると人生は終わりも同然。空白がすべて書き込まれ埋まってしまうと、新しいことが入る余地がない。つまりそれこそ夢も希望もないということになります。空白を埋めたいという欲求だけでなく、空白それ自体が持っていて楽しいものなのです。

空白を奪い合う脳の神経細胞

それでは脳内に空白が生まれた時、どういう働きが起こるのか考えていきましょう。すでに述べたように、脳は、生きている限り心臓のようにずっと働き続けています。神経細胞は常に自発的に活動していて、コンピューターのように命令があってから動くわけではありません。ですから、脳の中に空白が生まれたらそれをすぐに自発的に埋めてしまいます。脳の神経細胞は、空白があるとすぐにそれを埋めるという志向性をもった、自律的なモジュール（装置やシステムの機能がまとまった部分）の集まりだとも言えるのです。

こうした脳の習性はジャングルの植生と似ています。ジャングルでは、例えばある場所が羊歯《しだ》植物に覆われている時、羊歯植物以外の植物はそこに入ることはできない。しかしそれが絶えると、あっという間に他の植物がそのスペースを奪って埋めてしまい、羊歯植物が絶滅したことで生まれた空白はなくなります。

つまり脳の神経細胞は、常に活動のモードを奪い合っている状態にあるということです。ある領域で、あるモードが動いている時、他のモードは活動できません。しかし空白ができると、すぐに他のモードがそのスペースを奪います。つまり脳ではほとんど休みなくスペースの奪い合いが行われているのです。

このことから、本来的な学習というのは、能動的な学習しかありえないということがわかります。コンピューターだったら、内部のメモリーに外から情報を一方的に植え込むことができます。しかし脳は、何も情報がなくても勝手に活動しているわけですから、何かを覚えるためには、「これを覚えておいてください」と伝えることが必要になり、またその時も結果としては自発的な動きしかしていないのです。

「自発的な動きしかしていない」ということは、言い換えると脳に強制はできないということでもあります。強制しているような時でも、それは自発的なプロセスをふまえて外からのリクエストを実現しているだけで、基本的には強制はできないのです。

自分の脳の中に、生命力にあふれたジャングルがある。そのように考えると、楽しくてなんだかワクワクしてきませんか。

Ⅳ　脳とひらめき

脳のアラーム・センターと司令塔

ひらめきは、人生を豊かにしてくれます。様々なことを思いつくことで、個人としても豊かになるし、また、人類にとってもすばらしい恵みがもたらされるのです。

ところが、厄介なことに、ひらめきはいつ起こるかわかりません。ひらめきは、コントロールもできません。リンゴの果樹園に一万人の人を並べて、リンゴが落ちるのを一日中眺めさせたとしても、ニュートンのように万有引力の法則を発見する可能性は低いのです。

せっかく人として生まれてきたのに、大切なひらめきを逃してしまうというのは脳にとって大変大きな損失です。いつ起こるかわからないひらめきを逃さないために、ひらめきを定着させるための回路が脳にはあります。

前頭葉に、「ＡＣＣ（Anterior Cingulate Cortex)」（前部帯状回）という部位があります。ここは脳における「アラーム・センター」（警報センター）みたいなところで、例えば、痛みを感じた時など、何か尋常でないことが起こると、このＡＣＣが最初に反応して活動します。そしてＡＣＣが活動すると、その情報は前頭葉側《そく》にある「ＬＰＦＣ

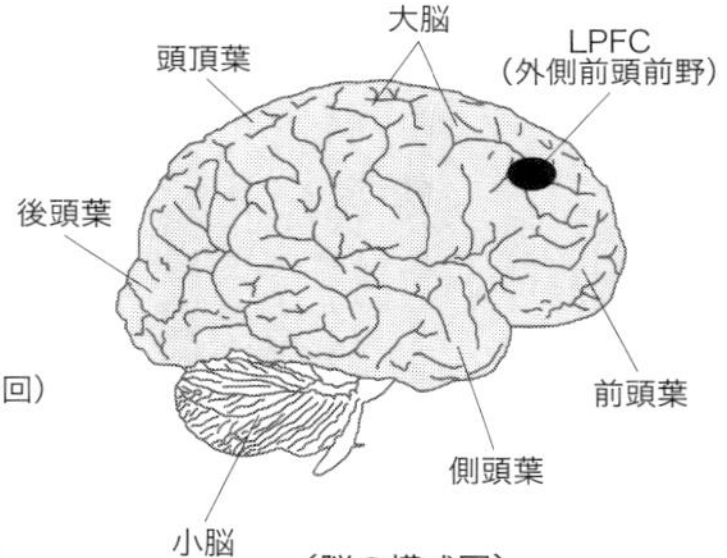

〔脳の模式図〕

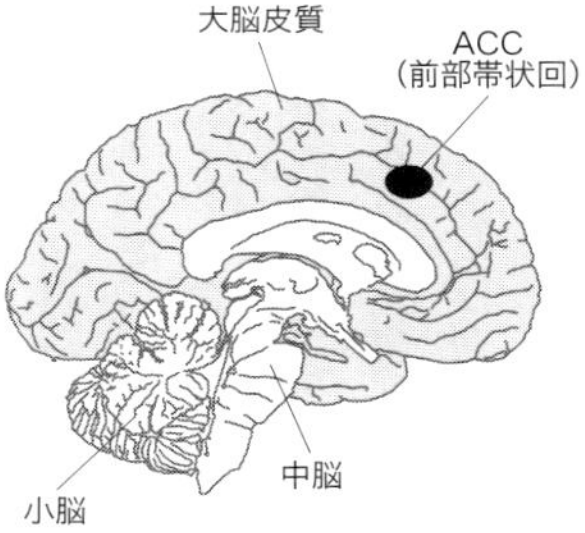

〔脳の正中断面〕

（Lateral Prefrontal Cortex）」（外側前頭前野）というところに伝わります。このＬＰＦＣは脳の司令塔のような役割を担っています。脳内の関係各所に、「お前は活動しろ、お前は活動するな、今は休め」などとシグナルを送り、脳内の神経細胞の活動のメリハリをつける働きをしています。

　脳内で注目すべきことが起こると、それをまずＡＣＣがみつけて、その情報をＬＰＦＣに送ります。脳が活動のモードを上げるということは、ある部位の活動を上げてある部位の活動を下げる、つまりメリハリをつけることです。この上げ下げを司るのがＬＰＦＣで、「他の活動をやめて、この情報に注意しろ！」と、ＡＣＣから来た情報に最適な処理をするよう命令を出すのです。

ＡＣＣとＬＰＦＣの「連係プレー」で、私たちの脳は、ひらめきの種がないか、常に見張っています。いわば、「無意識」という広大な海に釣り糸を垂れて、魚がかかるのを待っているようなものです。いつ「引き」が来るかわかりませんが、いざ魚がかかったらそれを逃さないように、常にＡＣＣが見張っていて、いざという時にはＡＣＣからの知らせを受けてＬＰＦＣが必要な処理をしてくれるのです。

「脳の九割は眠っている」伝説は大ウソ！

脳の話を講演などでするると、毎回のように聞かれる質問があります。それは、「脳の九十パーセントは使われていないというのは本当ですか？」というものです。

これは大ウソです。

なぜこのような伝説が生まれたかというと、脳の神経細胞の働きについて、ある誤解があったからです。脳の神経細胞には、「ニューロン（neuron）」と「グリア（glia）」の二種類があります。ニューロンに比べてグリアというのは聞き慣れない名前かもしれませんが、実はグリアはニューロンの十倍の量があるのです。

このグリアというのは、ニューロンに比べると「地味」な活動をしていて、長らく脳科学の研究でその働きを計測することが困難だったのです。それゆえ、ニューロンの間を埋めているグリアが脳の中でどんな働きをしているのか、よくわかりませんでした。このことが、「脳の九割は眠っていて、死ぬまで使われない」という伝説が生まれる原因となったのだと思います。実際に脳は、ニューロンとグリアを併せた神経細胞を目一杯使って活動しているのです。九割も使われていないなんてことはありえません。

ニューロンとグリアは、それぞれ異なる役割を担って、脳の働きを支えています。まず、ニューロンは、「活動膜電位」と呼ばれる電気的活動をおこなって、すばやく情報を伝える役割を担っています。目の前のものがコップだということがパッとわかったり、野球選手が剛速球をカーンと打ち返したりといった脳の働きは、ニューロンによって支えられているのです。

その一方で、グリアはもっとゆっくりとした機能を担っています。ニューロンに成長を促し、栄養を補給するなどのサポートをすることが、グリアの大切な役割なのです。また、隣り合うニューロンの電気的活動が「混線」しないように、「絶縁」のゾーンを提供することも、グリアの役割であると言われています。

こうして、ニューロンとグリアの働きの「合わせ技」で私たちの脳は成り立っています。どちらがなくなっても、脳はきちんと働いてくれないのです。

ニューロンだけをとっても、使われていないものなどありません。もともと、脳は限りあるスペースに目一杯の機能を詰め込んだシステムです。いわば、土地代がものすごく高い都心部のようなものですから、遊ばせておく余裕などないのです。

というわけで、使っていないニューロンはありませんが、使っていない脳の活動「モード」というのは、たくさんあります。なぜそのようなことが起こるかといえば、単純に、脳の活動パターンの組み合わせはほとんど無限にあるからです。

仮に脳に百カ所の部位があったとすると、それぞれの部位の活動を上げ下げ、つまり使う使わないと分けるだけで、二の百乗の組み合わせができてしまいます。二の百乗というのは、十の三十乗ですから、大変な数になります。要するに脳というのはモードの上げ下げだけで、どんな活動もできるということです。

一生かけても、脳のすべての可能性を極めつくすことは不可能であると言えるのです。

ひらめきは突然やって来る

このことから、ひとりひとりの脳の中に、まだ使われていない活動のモードがいっぱいあるということがおわかりになるでしょう。

異なるモードを引き出す最大のきっかけは、他人との関係であるということが知られています。好きな人が近くにいるだけで、何となく張りきってしまうという経験は、誰にでもあるでしょう。仕事をしている時、友人と談笑している時、家族といる時に、それぞれ異なる自分が出てくるというのは誰でも経験することですが、そのような時、脳の様々な部位の活動がアップしたり、ダウンしたりして異なるモードが引き出されているわけです。

滅多に現れないような、「レアもの」の活動モードもあります。たとえば、日本語がうまい外人に道を聞かれた時にしか現れないモードもあるのではないでしょうか。向こうが日本語を喋っているわけですから、こちらも普通に話せば良いのに、なぜか外人っぽいアクセントになって、「駅ニ行クニハデスネェ……」などと言ってしまう。そんなモードになってしまった経験がある人も多いでしょう。

また、不思議な話ですが、歳をとって脳の働きの一部分が衰えたり、病気になったりすることで、今までまったく使われていなかったモードが突然使えるようになったということもあるわけです。

例えば、左側の側頭葉の働きが衰えたことによって、絵画を描く能力が飛躍的に上がった老人もいます。認知症になったがために、今まで使われていなかった脳のモードが使えるようになり、見たものをそのまま描けてしまう能力が身についてしまったのです。これは極端な例ですが、このように使われていない脳のモードというのは、いっぱいあるわけです。それを調整しているのが、先ほど説明した、脳の司令塔であるＬＰＦＣです。

ひらめきはいつなんどき訪れるかわかりません。釣りをする時、針に魚がくらいついた瞬間に竿《さお》を引き上げないと魚は逃げてしまいます。同様に脳でも、ひらめきが生まれたら、すぐにそのひらめきを拾ってやらないと、それは定着せずに消えていきます。つまりアラーム・センターであるＡＣＣから、司令塔のＬＰＦＣへとつながる回路が正確に反応しないとひらめきは逃げてしまうことになるのです。

なぜひらめきに気づかないのか？

アラーム・センターであるＡＣＣから、司令塔であるＬＰＦＣへの情報のリレー。このような脳内の回路は、もともと外からの情報に備えるために進化してきたと考えられます。外敵が近づいたとか、餌《えさ》を見つけたとか、魅力的な異性が来たとか。そういった時にＡＣＣは活動していたと考えられるのです。

一方、ひらめきは自分の脳の中で起こることです。自分の中で起こることなのに、なぜひらめきはいつも突然やって来て、その時までその到来に気づかないのでしょうか。自分の脳の中で起こることが予想できず、さらにそれが起こってても定着するまでには一定の条件があるというのは、大変興味深いことです。

もし神様がいて、ある人の側頭葉の動きを見張っていれば、ひらめく瞬間というのは、その前後の脈絡からしてわかるわけです。ひらめきはそれが生まれる前に、いくつかの前兆となる現象があり、それらがすべてつながって起こります。その前兆を一つ一つ見張っていれば、いつひらめくかわかるわけです。

しかし、悲しいことに、人間は神様ではありません。その側頭葉での前兆やらつながりやらの無意識の過程が、自我の中枢である前頭葉前野には、まったくわからないわけです。つまり脳内の、前頭葉と側頭葉のコミュニケーションは不完全なものであるしかなく、「連絡体系」には常に問題があると言えるのです。

「外敵がいつ来るかわからない」というように、外の世界が不確実性にみちていることは当然のことです。しかし同様に、脳内でも予想がつかないことがしばしば起こっているのです。だからこそ、ひらめきというのは、自分にとっても予想のつかないもので、それはいつでも突然やって来て我々を驚かすわけです。

しかし、ひらめいた瞬間に驚いているのは、自我の中枢である前頭葉だけです。側頭葉にとっては驚きでも何でもなく、すでに知っていること、脈絡があるものです。同じ自分の脳内で、このようなコミュニケーション不全が起こっているというのはとても不思議なことです。

しかし、だからこそ、人生は意外性に富んでいて楽しいとも言えるでしょう。

予想できないからこそ嬉しい

脳内のこのようなコミュニケーションの問題は、不確実なことにどう対応するかという、感情のシステムの問題ともつながっていきます。

現在の脳科学における、感情に対する考え方の定説は、「脳の感情のシステムというのは、不確実性にうまく対処するためにできている」というものです。

例えば、入試の発表を見に行く時、自分を好きかどうかわからない相手に愛の告白をする時、こうした不確実な状況が、一番人間の感情を喚起します。そのような感情の働きと、創造性やひらめきが関係している。これは非常に重要な問題です。

ひらめきが生まれた時の驚いた感じというのは、何かびっくりするような出来事が外の世界で起こった時と、ほとんど同じではないでしょうか。脳にとって予想のできないことというのは、自分の内側にも外側にもあります。外側からくる予想できないことにも、内側からくる予想できないことにも、脳の感情のシステムは等しく対応します。

つまり、不確実な状況に対してどう適応するかというのが、感情の働きの一番重要なものなのです。言い換えると、何が起こるかわからないという状況が感情を生み出すのです。

決まったことよりも、決まっていないことの方がより感情を掻《か》き立てます。「喜び」の感情も、思いもしなかった時に起こった方がより大きくなります。突然サプライズでプレゼントを渡されると、予告された時より、喜びは大きくなるものです。勝負事でも、圧勝するより勝つか負けるかわからない時に勝つ方がはるかに喜びは増します。

同様にひらめきがなぜ嬉しいのかというと、そこに最大の不確実性があるからです。

「ああ、びっくりした！」

もともとは自分の脳がつくりだしたことなのに、ひらめきでいちいち驚くことができるなんて、人生はある意味ぜいたくだと思いませんか。

ひらめきの瞬間、脳で何が起こっているのか

感情はまた、記憶の問題とも結びついています。

感情と記憶の関係をひとことで言うと、

「強烈な感情の働きが起こると、それだけ記憶への定着が強くなる」ということです。

何かがひらめいた時、神経細胞は一斉に活動を始めます。

ひらめいた瞬間の脳の目的はたった一つ、ひらめいたそのことを、確実に記憶に定着させることです。

その瞬間を逃さないため、脳の神経細胞は〇・一秒ぐらいの時間で一斉に活動します。

数多くの神経細胞が、同時に発火するのです。これは普段の脳の神経細胞の活動の様子

からみるときわめて驚異的な動きです。それだけ神経細胞もひらめきを逃さないために必死なのでしょう。

神経細胞が同時発火するということは何を意味しているのでしょうか。

もともと脳の学習というのは、神経細胞と神経細胞をつなぐシナプスが強められることを意味します。シナプスが強められることによって、学習が成立するのです。そのためには、シナプスの両側の神経細胞が同時に活動しないといけません。このような学習の決まりを「ヘッブの法則」といいます。

ヘッブの法則から考えると、ひらめいた瞬間に神経細胞が同時に活動することは、納得がいきます。神経細胞が同時に活動すると、それらを結び付けているシナプスが強められる。つまり、ひらめきの瞬間に何が起こっているのかというと、神経細胞の同時発火、シナプスの強化を経て、そのひらめきを記憶に定着させようとしているのです。

このような同時発火による定着作用に、さらに感情の働きが加わると、ひらめきの記憶への定着作用は、より強固なものになるのです。

ひらめきを忘れないための脳のシステム

たいていの人がニューヨークでの9・11同時多発テロの映像をどこで見たか覚えているはずです。しかし、その前日、二〇〇一年九月十日のテレビ番組のことを覚えている人はほとんどいないでしょう。

その違いは、その映像が脳の中に激しい感情の活動を引き起こしたかどうかに尽きます。

最終的に記憶が収納されるのは、大脳皮質の側頭葉ですが、その際、「海馬《かいば》」が大切な役割を果たすことが知られています。病気などで海馬を失った患者さんは、新しい記憶を定着させることができない「記憶障害」になります。すでに持っている知識を使うことはできるのですが、新たに「こんなことがあった」という記憶をつくることができなくなってしまうのです。

一方、感情にかかわる脳の働きの中枢である「扁桃核《へんとうかく》」は、あるものが「好き」「嫌い」といった情報を収納し、処理しています。食べ物を見た時に「おいしそう」だと思ったり、クモをみて嫌悪感を抱いたりするのは、扁桃核の働きなのです。

扁桃核を中心とする脳の情動系の機能は、大脳皮質に比べて立ち上がりが少し早い。

例えば、森を歩いていて、蛇に遭遇したとします。その瞬間、大脳皮質がその物体を蛇だと認識する前に、体が反応を起こします。情動系の処理は粗くて早く、大脳皮質は遅くて細かい。長いひものようなものを見つけると、その瞬間に「蛇かもしれない」と、扁桃核が先回り処理をして、体の反応を促します。そののち、大脳皮質が情報処理を行い、本物の蛇かどうか判断する。そして本物だったら逃げるし、単なるひもであれば安心するわけです。扁桃核は、先回り処理をすることで、後から来る細かい情報処理のモードを設定しているのです。

扁桃核は、さらに、近くにある海馬の活動に影響を与えます。強く感情を喚起し、扁桃核を活性化させたできごとは、海馬をも活性化させ、記憶に定着しやすくなるのです。

以上に述べたことをまとめれば、外から脳に入ってきた情報に対して、大脳皮質で細かい処理が起こる前に、扁桃核を中心とする情動系が先回りして処理を行い、その影響を受けて、海馬が最終的に側頭葉に収納すべき記憶をより分けているということになります。

9・11テロの映像のように、扁桃核を強烈に活性化する刺激が強く記憶に残るのは、そのためです。

ひらめきの記憶への定着も、同じことです。

ひらめいた瞬間に「ああっ！」と強い情動の働きが起こるのは、それだけ海馬を通した記憶の定着が確実に起こっているということです。

神経細胞が同時に活動することによって、その間のシナプス結合がヘッブの法則により強化される。

そして、扁桃核を中心とする情動の働きを通して、海馬が活性化し、たった一瞬のひらめきの結果が、強烈に記憶に定着される。

脳は、あの手この手を使って、ひらめきの〇・一秒の瞬間を逃さないような仕組みをいろいろと構築しているのです。

Ⅴ　ひらめきと学習

チェンジ・ブラインドネス

ひらめきは、とても大切な脳の働きですが、同時に、科学的に研究するのが大変むずかしいテーマでもあります。

というのも、ひらめきは、なかなかコントロールすることができないからです。そんなことは当たり前だろう、と思うかもしれませんが、コントロールできないことは、実験することができません。極端な話、「こうすれば必ずひらめく！」というような方法でもない限り、「再現性」と「普遍性」を大切にする科学研究の対象には、なかなかなりにくいのです。

実際には、ひらめきは、いつ来るかわかりません。ニュートンが落下するリンゴを見て得たひらめきを同条件で追体験することは誰にもできません。仮に一度すべての人がニュートンの法則を忘れたとしましょう。しかしニュートンと同じようにリンゴを眺めていても、そこから重力の存在に気づく人はまずいません。しかし誰かが、別のシチュエーションで、重力についてひらめくかもしれません。つまりひらめきの文脈は多種多様で、定型化するのは非常に難しいのです。

しかしひらめきを科学的に研究するためには、それをある程度コントロールしなければいけません。そこで、ニュートンが木から落ちるリンゴを見て万有引力の法則を発見する場合ほど「創造的」なひらめきではありませんが、ある程度コントロールできる現象を用いて、ひらめきの研究をしようとするわけです。

次頁からの写真はひらめきを測る実験として我々がよく使うものです。ひらめきを測るためには、「気づかない状態」と「気づいた状態」をはっきりと峻別することが第一条件です。この写真はそのような目的のためには最適なもので、これを、「チェンジ・ブラインドネス（変化に気づかないこと）」と呼んでいます。

百頁の写真と百一頁の写真を見くらべてください。一カ所だけ違う部分があります。といってもこれはよくある「間違い探しゲーム」ではありません。実験する時は、コンピューター上で右と左の図をパッパッと点滅させるように代わる代わる表示します。そして変化したところにいつ気づくか調べるものですが、ここでは点滅させることはできないので、静止画として見ていただきます。

意外なことですが、このような写真をパッと見ただけではどこが変化しているのか非常にわかりづらいものです。それと気づいてみれば、なんでこんなことがわからなかっ

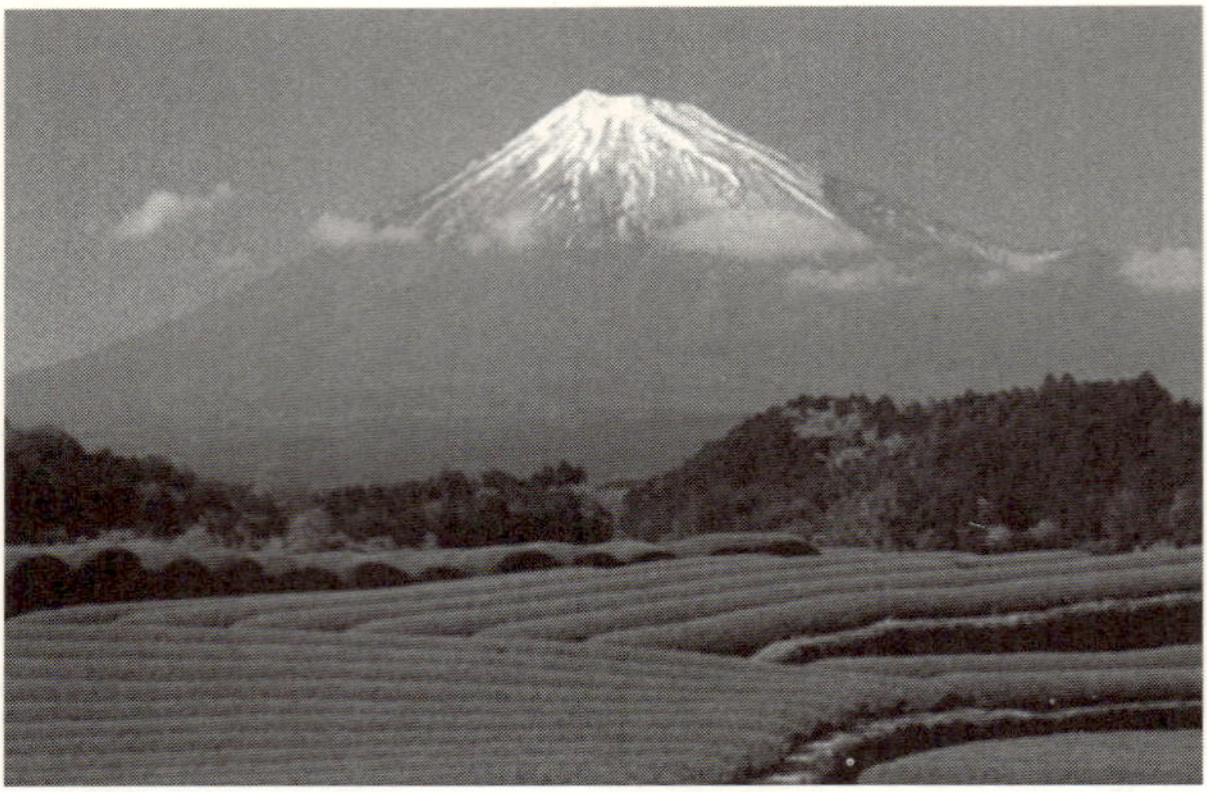

たんだろうと不思議に思うくらい、はっきりとした変化が起こっている。ところがなかなかそのことに気づきません。「見えているはずなのに気づかない」、こういう状態にさせるのが、この「チェンジ・ブラインドネス」と呼ばれる刺激なのです。本書の冒頭で紹介した「アハ！ピクチャー」と同じようなひらめきを脳にもたらす効果があります。
「チェンジ・ブラインドネス」をつくることは、ある程度簡単にできます。実際に制作した「チェンジ・ブラインドネス」の刺激を、日本テレビの「世界一受けたい授業」という番組で、「アハ！チェンジ」という名前で紹介したところ、大きな反響がありました。もとになる写真を替えれば、「チェンジ・ブラ

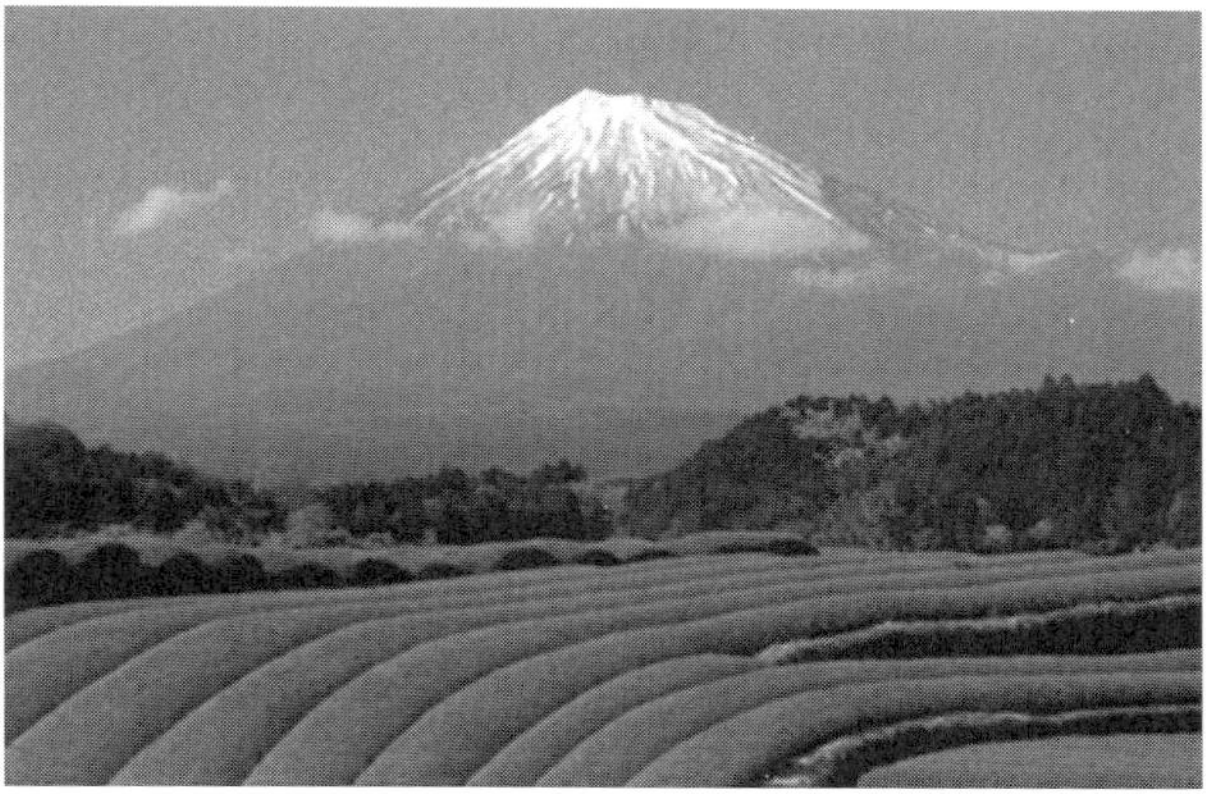

ゲームソフト「ソニーコンピュータサイエンス研究所
茂木健一郎博士監修 脳に快感 アハ体験！」より（右頁も）©SEGA,2006

インドネス」の刺激は、ほとんど無限に作ることができます。

　その一方、良い「アハ！ピクチャー」をつくることは大変難しく、現在のところ、「アハ！ピクチャー」を効率よく「大量生産」する方法は知られていません。試行錯誤でやっていくしかないのです。冒頭に掲げた四つの「作品」は名作中の名作で、このように良い「アハ！ピクチャー」を作ることは、そう簡単ではないのです。

　これらの「アハ！ピクチャー」は、一度何が表現されているかわかってしまえば、「一発学習」が成立してしまって、二度と「わからない」状態に戻ることができません。つまり、これらの名作がわからないという状態は、一生に一度しか体験できないわけで、冒頭の四つの名作に初めて出会ったという方は、「これは何だろう」と首をひねっている間、大変贅沢《ぜいたく》な時間を過ごしていたということになるのです。

さて、すぐれた「アハ！ピクチャー」とは、どのようなものでしょうか？

まず、「何が絵の中に隠されているかを理解するまでに、ある程度長い時間が必要とされなければいけない」ということが挙げられます。図を見てすぐそれに気づいてしまったら、効果は得られません。「アハ！」という気づきが、まれなイベントにならなければいけないのです。そしてさらに、気づいた時の「確信度」が高くなくてはいけません。「これは何だかわからないけど、ひょっとしたらアレに見えないこともないなあ」という程度では、ダメなのです。その点で、「アハ！ピクチャー」は、心理学のロールシャッハ・テストで使われる図とは違います。ロールシャッハ・テストの図のように、「そう言われればそういうものに見える」というものではなく、はっきりとそのものが見えなくてはいけないのです。

すぐれた「アハ！ピクチャー」とは、「わからない」状態から「わかった」状態へのジャンプ（アハ！感）が強いものを指します。わからない状態がなるべく長く続いて、いったんわかってしまえばもうそれ以外には見えない。そんな図形が理想的なのです。

（ここから先は、冒頭でお見せした四つの「アハ！ピクチャー」の正解が出てきてしまうので、まだ「考え中」で、余計な情報を入れたくない人は、読まないようにしてください）

ひらめき研究の実態

こういった「アハ！ピクチャー」や「チェンジ・ブラインドネス」を、ひらめきの研究に活用するには、多くの被験者数が必要になります。というのも、ひらめきはある決まった時間内にまとめて起こるものではないので、統計的に意味のある結果を出すためのサンプル数が、どうしても大きくなってしまうからです。

そのような意味で、ひらめきの研究に科学的な手法を採用するには、かなり難しい問題が山積しています。それこそニュートン級のひらめきを研究しようと思ったら、何万人とか何十万人という数が必要です。これが通常の認知科学の研究なら、例えば被験者を二人か三人、実験室に閉じ込めて観察すれば成立しますが、ひらめきは個々の文脈で違ってくるので、被験者はもっと多くなければいけません。

我々の研究グループでは、現在数百人のデータをとっており、そのデータを増やしている最中です。実験参加者には、冒頭で紹介した「地中海」「ダルメシアン」「イエス・キリスト」「牛」の「アハ！ピクチャー」を見てもらっています。

この四つの絵を使って、ひらめきがどのようにして起こっているのかを調べています。それぞれの絵を五分間じっとみてもらい、その間に気づくことができた人の割合を調べるのです。その結果、冒頭に述べたように、五分間でわかる人（正解者の率）は、「地中海」が約七十パーセント、「ダルメシアン」では十二パーセントで、「キリスト」が九パーセント。「牛」に至っては六パーセントとなっています。五分間同じものを一生懸命見続けていても、結局そのぐらいの割合でしか人は気づかないのです。

逆に言えば、それだけ長い時間一生懸命眺めて、やっとわかる。しかも、わかった時の確信度が高いために、これらの「アハ！ピクチャー」は名作と言われているのです。

スロー・ラーニング

こうした実験のように、ゆっくり時間をかけてひらめきを待つという経験は、日常生活の中であまりないことではないでしょうか。

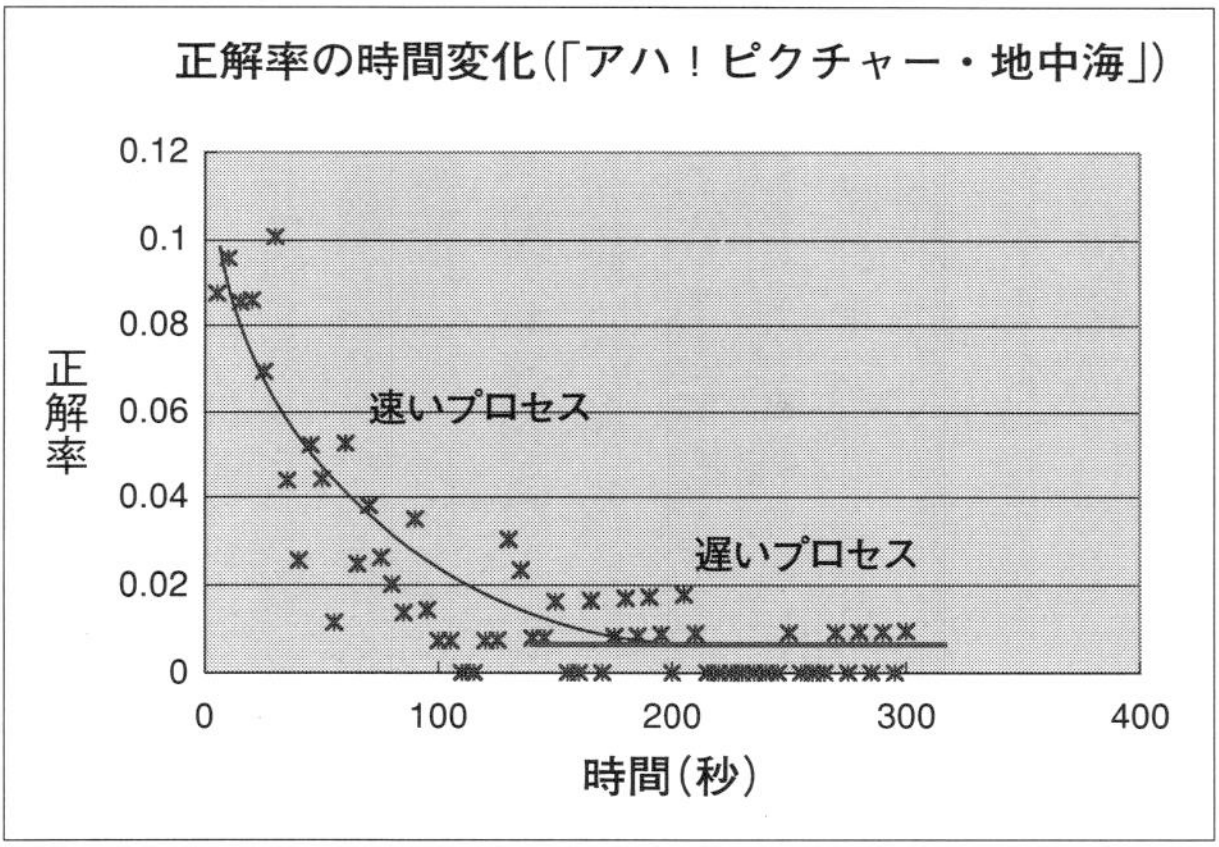

「わかる」まで時間がかかるという意味で、「スロー・ラーニング（slow learning）」と我々は呼んでいます。もっとも、わかるまでの「待ち時間」が長い、という意味ではスローですが、いったんわかるとたった〇・一秒のひらめきの「一発学習」で学習のプロセスが終わってしまうのですから、スローかつ一瞬で終わる、きわめてダイナミックな学習であるということができます。

次は、このスロー・ラーニングについて考えていきましょう。

上の図を見てください。この図は「アハ！ピクチャー」を見せ、そこに隠された図形に気づいた時の時間と人数を表したグラフです。横軸は時間（単位は秒）、縦軸はその時間内

（五秒ごとにカウントしています）にわかった被験者の数の割合を表しています。

四つの「アハ！ピクチャー」のうち、ダルメシアン、キリスト、牛は大変難しく、このようなグラフを書くと、ぽつぽつとしか正解者が出なくなってしまうため、比較的やさしい地中海のデータを示しています。

このデータからわかるように、ある程度短い時間でわかってしまう人もいるのですが、そこを逃すと、「いつわかるかわからない」という「スロー・ラーニング」のゾーンに突入します。グラフで言うと、だいたい二百秒以上かかっている部分がそれに当たります。

ひらめきという視点から見れば、早くわかってしまえば良いというものではありません。じっくり時間をかけて「何だろう」と考えて、それからやっと「そうか！」とわかる。そのような時間の流れが贅沢なのです。実際、「スロー・ラーニング」のゾーンに入ってしまうと、「待ち時間」がどれくらいになるか、見当がつかなくなります。すでに述べたように、私も地中海に関してはそうでした。統計的に見れば簡単なはずなのですが、朝はじめて画像を見て、「地中海か！」と気づいたのは、お昼にカレーライスを食べていた時だったのです。

認知科学の研究対象としては、こんなに時間がかかり、「いつわかるかわからない」

ようなものは、はっきり言って扱いにくくて仕方がありません。コンピューターのディスプレーに画像をパパッと出して、短い時間に判断して、ボタンをポンポンと押す。そんな実験の仕方ができる刺激の方が、扱いやすいのです。ですから、いつ起こるかわからないひらめきの研究がなかなか進まないのも、当然のことかもしれません。

数学史上最大の難問に「フェルマーの最終定理」というものがあります。十七世紀の数学者フェルマーが、「この定理の驚くべき証明を見出した。しかしこの余白はそれを記すには狭すぎる」と謎めいた提示をしてから、一九九三年にイギリス出身の数学者、アンドリュー・ワイルズによって証明されるまで、実に三百数十年の月日が経っています。人類が「フェルマーの最終定理」を決着させるひらめきを得るためには、それだけの時間が必要とされたのです。

数学界では、数年、数十年単位で問題に取り組むことはざらにあります。数学に限らず、人類が誕生して以来、いまだ解かれていない問題というものもあります。私の主戦場である「心脳問題」もそのひとつです。一体、物質である脳からどのようにして私たちの心が生まれるのか？　決定的なひらめきがいつくるのか、それを待つ日常です。これこそ究極の「スロー・ラーニング」だと、自分でも思っていますが。

こういった、いつ起こるかわからずそれゆえ計測するのが非常に難しい、しかもコントロールすることのできない「スロー・ラーニング」の解明は、今までの科学のメソッドでは非常に扱いにくいものでした。しかし「ひらめきを科学する」ためには、この「スロー・ラーニング」の解明を避けることはできないのです。

スローでありランダムである

ひらめきは、そんなに速く、簡単に起こすことはできません。速く答えられるためには、その解答に至る道筋が決まっていなければ無理だからです。

実際、問題を提示されて、その答えがすぐに返ってくる時の脳の働きには、規則性があると考えられます。ある定まった手続きで解くことができるからこそ、ある程度決まった時間の中で答えが出ると考えられるのです。例えば、「2＋3＝？」という問題の場合、その答えがいつわかるかわからないということはあり得ません。なぜなら、その問題に対するアルゴリズム（問題を解くための手順）がすでにあって、それに従い答えが出るからです。あるいは、良く見知った場所の写真をそれと認識したり、ある絵がピカソによって描かれたものか、それともフェルメールによって描かれたものかを区別したりする問題も、前頭葉から記憶のアーカイヴへの問い合わせに対して、ある定まったプロセスを経て答えが戻ってくるものと考えられます（このようなプロセスを、「ファスト・ラーニング」と呼ぶことができるでしょう）。

それに対して、そのような「速いプロセス」で答えることに失敗した場合は、八頁の地中海の「アハ！ピクチャー」で回答に二百秒以上かかってしまった人たちのように、答えが出る時間にばらつきが生じます。いつ答えがでるかがランダムになり、結果がいつ「無意識」から上がってくるのか、予想がつかなくなってしまうのです。

しかし、まさにその領域にこそ、ひらめきを育む豊かな土壌があるのです。

ランダムに起こるということは、裏を返すと、脳の神経細胞が意識ではコントロールできない形で、自発的に活動しているという証左でもあります。その活動の中で、たまたまある時、ある組み合わせ、ある条件――ひらめきが起こる材料とでも言えばいいのでしょうか――が揃えば、パッとひらめくというわけです。

これはひらめきと学習の相関関係を考える上で、非常に重要なポイントになります。

例えば、決められた時間内で行われる学校教育において、いつひらめくかわからないものを待つという「非効率なスロー・ラーニング的授業」はできにくい。むしろそういった学習のシステムを切り捨てることで、学校教育は成り立っています。しかしそれではひらめきの練習にはなりません。ひらめきを強化するには、こういった「スロー・ラーニング」をこそ大切にしなければならないのです。

「教師あり学習」と「教師なし学習」

ひらめきにとって大事なのは、学習のプロセスです。ひらめきと学習は相反するもののように思われがちですが、そうではありません。ひらめきは決して無からは生まれません。学習なくしてひらめきは生まれないのです。

脳科学で言う「学習」とは、神経細胞がつなぎかわること一般を指します。したがって、ひらめきによって今まで見えなかったものが見えてきたり、新しいことに気づいたりすることも、その時に神経細胞がつなぎかわっている以上、一つの学習だと言えるのです。

あるひらめきが起こると、それまでと比べて脳の状態が一変し、ものごとが全く違った見え方をします。しかもその違った見え方は、一度獲得すればなかなか消えません。不可逆的なものです。これを「一発学習」と呼ぶことはすでに述べました。

私たちはどうしても学習と聞くと、「外から答えが与えられて、それを勉強する」という認識があります。脳科学者はそうした学習を「教師あり学習」と呼んでいます。「教師あり学習」では、答えが最初から示されているか、あるいは、自分が何か答えを出すとそれが間違っているかどうか、すぐに教えてくれて、それによって自分のふるまいを修正していくことができるのです。

それに対して、ひらめきによって起こる一発学習は、典型的な「教師なし学習」です。「洞察」（インサイト）による学習だと言ってもよいかもしれません。「アハ！ピクチャー」のように、隠された絵を認識するという時だけでなく、ニュートンのリンゴ、あるいは、猿が、「天井からぶらさがっているバナナ、台、棒」を与えられた時、バナナを取るにはどうすればよいかをしばらく考えた後に、一瞬にして認識するような学習が、「教師なし学習」なのです。

自発的に何かを発見して、それが脳に定着する。現在の脳科学の研究で、ひらめきと学習の相関関係を考えることはとても重要なトピックのひとつでもあります。学習のありかたには様々なスタイルがあり、その部分集合の一つにひらめきがあり、「創造性」があるというのが、現代的な脳科学の考え方なのです。

トップダウンか、ボトムアップか

「スロー・ラーニング」の場合、「ファスト・ラーニング」の場合と、脳内の作用になどのような違いがあるのか。誰でも知りたい肝心なポイントなのですが、現在の研究状況では、その詳細はまだまだわかっていません。

ひらめくまでに何が起こるか、そのプロセスを調べることが、そのヒントになりそうです。とりわけ重要なのは、「スロー・ラーニング」が「トップダウン」で起こるのか、それとも「ボトムアップ」で起こるのかということです。どうやら後者ではないかというのが、今までの研究の成果で明らかにされてきました。

ひらめきのプロセスを考える上でヒントになるのは、Ⅲ章でお話しした「ＦＯＫ(Feeling of Knowing)」のメカニズムです。ＦＯＫは、直接コントロールすることのできない側頭葉の無意識のプロセスを、前頭葉の意識的なプロセスがそれでもなんとか把握しようとする時に生まれる現象です。

例えば計算だとか漢字の書き取りだとかいう「教師あり学習」は、トップダウン方式。目的があらかじめ設定され、そのために脳のリソース、計算資源をいろいろなところからかき集めるという方式です。計算をすることと、何かを思い出すという通常の想起とでは、前頭葉が目的を立てて側頭葉に問い合わせをするというシステムは同じです。

それに対して、ボトムアップというのは、側頭葉から答えがすぐに返ってこない場合に生じるプロセスです。トップダウン方式に失敗した場合に採用されます。つまりこれがFOKの状態に起こるのです。

例えば、みなさんは小学校の時の校長先生の名前をパッと思い出すことができるでしょうか？

すぐにその名前を思い出すことができる人は少ないと思います。すぐに出てこなかった人、つまりトップダウン方式が失敗した人は、いろいろな周辺のことを想起しながら思い出そうとするはずです。担任の先生の名前とか朝礼の風景とか。

その時に脳内では、校長先生の名前を思い出すために、側頭葉の記憶のシステムが自発的に活動しています。何とか記憶のつながりから答えを導き出そうと活動しているわけです。トップダウンに失敗してしまうと、そこから答えが返ってくるのを待つしか方法はありません。そこがトップダウンとボトムアップの違いです。

もう少しボトムアップ方式が必要になりそうな質問を出します。

みなさんは、二日前の夜の献立って覚えていますか？

あるいは、森喜朗元首相の前の首相の名前は？

ここで重要なのは「側頭葉から前頭葉に答えが返ってこない状態」にも二種類あるということです。「最初からそれを知らない」という場合と、「知っているはずなのに思い出せない」という場合の二つです。後者が「ど忘れ」の状態です。小学校の校長先生の名前というのは、当時頭の中にはかならずインプットされていたもののはずです。しかし今は思い出せない。二日前に食べた食事の献立というのも、首相の名前というのも、当然「知らなかった」ものではありません。

ここまでの話をまとめましょう。現代の脳科学においては、新しいものを生み出すひらめきも、また、「学習」（神経細胞がつなぎかわること）の一部分と考えられています。ひらめきは、一瞬のうちに終了する「一発学習」ですが、それがいつ起こるかは、意識ではコントロールし切れない、ボトムアップのプロセスです。正解が与えられる「教師あり学習」とは異なり、ひらめきをはぐくむ脳の学習は、ゆったりと熟成するのを待つしかないのです。

Ⅵ　記憶の不思議

思い出す=ひらめく

記憶についてはⅢ章でも触れましたが、ひらめきを考える上で、とても重要なトピックなので、あらためてここでも記憶について考えていきたいと思います。

記憶が想起されるメカニズムと、ひらめきや創造性が生まれるメカニズムには関連性があると言われています。

ある記憶を呼び出そうとするその状態、つまりボトムアップ方式で側頭葉が働いている構造自体が、創造性を生み出すメカニズムと類似しているのです。これが、ペンローズの「創造することと思い出すことは似ている」という仮説です。この仮説が、脳の中に記憶がどのように蓄積されていくかという研究によって、次第に実証されつつあるということは、すでに述べました。

そもそも、何もないところから新しいものが生まれるはずもありません。もとになる記憶の蓄積が豊かであればあるほど、それを素材とした創造のプロセスの可能性も広がるのです。

年を取ると創造性が衰えるとよく言いますが、これは必ずしも正しくはありません。

年齢を積み重ねるほど、創造性のもとになる記憶は豊富になるのですから、むしろ創造性が高まってもよいはずです。実際、本能を除けば白紙で生まれてくる赤ちゃんは、様々なことを学習する能力はきわめて高いのですが、創造性はゼロに等しいということは誰でも知っていることです。

創造性は、

「体験 × 意欲」

のかけ算で表されると言って良いでしょう。「意欲」とは、FOKが成り立っている「ど忘れ」の事項を一生懸命思い出そうとしたり、あるいは何となくイメージがある作品を形にしたりというように、脳をエネルギッシュに働かせることを指します。意欲においては、確かに若者の方が一般的には高いのかもしれません。年を取って次第に創造性が衰えてくると言われるのは、体験が増えても、意欲が低下するからでしょう。逆に言えば、高齢になっても意欲が衰えない年寄りは、最強の創造者だということになります。例えば「芸術は爆発だ！」のフレーズが有名な岡本太郎など、何人か、晩年に至るまで最強の創造者だった人たちが思い浮かぶのではないでしょうか。

我々の脳の中には記憶のアーカイヴが膨大にあります。その中で、ある時に使える記憶つまりワーキング・メモリーは、七個までであるという有名な研究があります。「マジックナンバー7」と呼ばれることもあります。

ワーキング・メモリーに限度があるということはつまり、膨大にある記憶のアーカイヴの中から、何を取り出し、どのように組み合わせて使うかが重要になってくるわけです。先に「小学校の校長先生の名前が思い出しにくい」と述べましたが、これは普段あまり役に立たない情報だからこそ、パッと出てこないわけです。

創造する意欲とはつまり、記憶のアーカイヴの中からワーキング・メモリーとして何をどのくらい蘇らせるか、その点にかかっていると言えるでしょう。

感情が記憶を成立させる

ここで、脳に記憶が蓄えられるプロセスについて簡単に見ておきましょう。

私たちが、小学校の時に勉強したことを今でも覚えているのは（そんなこと、すっかり忘れてしまったという人もいるかもしれませんが）、大脳皮質の側頭葉に「長期記憶」という安定した形でその痕跡が残っているからです。

一方で、例えば友人と落ち合うために、ある店の電話番号を聞いてそこに電話しても、その後すぐにその番号を忘れてしまうように、安定した形では残らない記憶もあります。

　このように、一時的に意識に上るけれどもそのうち消えてしまう記憶と、いつまでも残っている記憶の区別はどのようになされているのでしょうか？

　外界から入ってきた刺激は、まず前頭葉にワーキング・メモリーとして蓄えられます。ワーキング・メモリーに一時的に蓄えられた記憶のうち、一部分は無意識のうちに側頭葉の長期記憶に書き加えられます。その際に作用するのが、Ⅲ章でも説明した扁桃核を中心とする情動系（感情を司るシステム）です。

　情動系は、入力された情報の何が大脳皮質に記憶として蓄えられるかということを、無意識のうちに決定していると考えられています。

　ある情報が長期記憶に蓄えられるためには、情動系の海馬と大脳皮質との間に協調関係が必要です。海馬の働きがなければ、その情報が長期記憶に書き込まれることはありません。

　脳活動の計測から、長期記憶の書き込みに必要な海馬の活動が終了するまでには、数秒間かかることがわかっています。これは、脳の活動としては特別に長く、一体どのような働きが起こっているのか、興味が尽きません。

おもしろいことに、本人がいくらがんばって覚えようとしていても、刺激が提示されてから数秒間の海馬の活動を見れば、その記憶が長期記憶として定着するかどうか、その運命は予言できてしまうことがわかっているのです。試験の前の日に、英単語を一生懸命覚えたのに、テストの時になるとなぜか覚えている単語と忘れてしまっている単語があった、という経験はありませんか？　脳科学によれば、そのような運命の分かれ目が生じるのは、本人の努力が足りないからではなく、海馬や扁桃核など、記憶に関わるシステムの微妙な関係性によっているのです。

海馬の働きにより、長期記憶への書き込みの候補となったものも、その全てが安定した記憶になるわけではありません。最終的には、大脳皮質の側頭葉に神経細胞間でのシナプス結合のパターンとして書き込まれなければならないのです。この際、シナプス結合を最終的に定着させるためには、タンパク質が合成されなければならないこともわかっています。この期間にタンパク質合成を阻害する物質を作用させると、安定した長期記憶の形成が阻害されてしまうことが、動物実験などで明らかになっています。

記憶力＝編集力

記憶のメカニズムがおもしろいのはここからです。長期記憶として側頭葉に定着することが脳におけるゴールではありません。そこから記憶の編集が始まるのです。

この記憶の編集が非常に重要です。「編集」とはつまり蓄えられたそれぞれの情報の結びつきや関係性が常に変化することです。変化の結果、当初は「この時にこういうことがあった」というエピソードとして貯蔵された記憶が、徐々に「こういう意味がある」という意味記憶に変わっていきます。

先ほどから何度も、「ひらめきや創造性と記憶のメカニズムはとても密接に関係している」と繰り返していますが、その理由はまさにここにあるのです。

つまり、人間の記憶力とは、単に過去に獲得した情報をどれだけ覚えているかということだけではなく、こうした「記憶の編集力」を含めた「記憶力」なのです。

記憶が編集されることで、新しいものが生まれてきます。この「新しいもの」を生み出す「記憶の編集力」こそが、「ひらめきを生み出す力」なのです。ひらめきは、記憶の編集過程で出てくるといっても過言ではないのです。

ここで言う「記憶の編集」は、意識的にできるものではありません。「さあ、今日はあの問題にかかわる記憶を編集しようか」などとトレーニングのようにはできません。脳の神経細胞は、まるで心臓のように、生きている限り活動を止めることはありません。そして、このような活動に伴って、学習（神経細胞どうしの結びつきが変わること）が起こることで、記憶の編集が進んでいきます。

記憶の編集過程は、まるで忍者やステルス飛行機の行動のように、脳の中でひそかに、休むことなく行われています。時折、夢の中にそのプロセスの一部分が現れたり、あるいはひらめきという形で意識に上ったりする以外には、まるで深海に潜む魚たちのように決して人の目に触れることなく、記憶の編集が進んでいくのです。

「意味の森」を育む

「記憶の編集」において一番重要なのは、様々なエピソード記憶から豊かな意味記憶がつくられていくその変化の過程です。このあたりのプロセスについて説明してみましょう。

私たちは、世界の中に、様々な意味を読み取って生活しています。例えば、家を出てコンビニにアイスクリームを買いに行くという何気ない日常的な行為でも、

・今目の前に広がっている灰色の細長いスペースは、「道」というものだ
・「道」には自動車というものが走っていることがあるから、渡る時は気をつけなければならない
・コンビニに置いてあるものは「商品」だから、勝手に持っていってしまってはならない。レジに行って、「お金」という丸い金属や四角い紙を渡す手続きをして、初めて自分のものとして好き勝手にすることができる
といった、様々な「意味」を読み取る脳の働きなしには無事にこなすことができないのです。

そのような、世界の中に意味を読み取る脳の働きの中心にあるのが、私たちの言葉です。そして、いろいろな言葉の意味記憶がなければ、私たちは人間らしい生活を送ることができません。なにしろ、このような本を書いて皆さんに読んでいただくことさえできなくなってしまうのですから。

人間にとって大切な言葉の意味は、様々なエピソードから豊かな意味を抽出する記憶の編集過程なしには成り立ちません。

私たちは、母国語の言葉の意味を、いちいち辞書を引いて調べるわけではありません。

人生のいろいろな局面でその言葉が使われたエピソードを集積して、その中から言葉の意味を抽出するのです。

「やわらかい」という形容詞があります。みなさんは生涯で最初にこの言葉を聞いた時のことを覚えているでしょうか。幼少の時に、例えば、食べ物や自分の肌のことで大人たちが「やわらかい」と言うのを音として聞いたのが最初でしょう。しかしその意味を知るのはだいぶ後になってからです。

誰もが意味を知らないままに、「やわらかい」という言葉をまず聞いたはずです。その言葉の持つ多種多様な意味についてはまだわからない。その後徐々にいろいろな文脈で「やわらかい」という言葉を聞くようになります。「あの人はやわらかい気持ちを持っている」とか、「このフルートはやわらかい音がする」とか、「今日の日差しはやわらかい」とか。そういった数々の「やわらかい」という言葉を巡る「エピソード」から、我々は脳の中で「やわらかい」という「意味」の持つ重層的なニュアンスを摑《つか》んでいきます。「やわらかい」という言葉の意味自体は、誰かに「これが正解だよ」と教わったわけではなく、自分の脳の中で徐々に摑んできたもののはずです。

このように、膨大なエピソードの積み重ねによって、言葉の意味は脳の中で編集されていきます。私たち日本人の、ネイティブとしての日本語理解がとても重層的で豊かなのは、膨大なエピソード記憶の蓄積があるからです。学校で勉強したはずなのに英語が苦手なのは、エピソード記憶が少ないままに、言葉の意味を、辞書を引くなどして少ない事例から理解しようとしているからでしょう。

言葉だけではなく、例えばある人がどういう性格かということも、その人といろいろ話をしながら理解していくものです。こうしたエピソード記憶から意味記憶への無意識の編集が脳の中で行われており、その延長線上にひらめきがあるといってもよいのです。

私たちは、意味を成り立たせている膨大なエピソード記憶の一つ一つを思い出せるわけでもないし、はっきりそれと認識しているわけでもありません。それでも、思い出せないエピソードが、無駄になっているわけではないのです。たとえ思い出せないとしても、そのようなエピソードが脳に残したはっきりとした痕跡があるからこそ、私たちはそれらの意味を縦横無尽に使いこなして、人生を豊かにすることができるのです。

目を閉じて、父親や母親、その他身近な人のことを考えると、ありありとその人柄が思い浮かぶでしょう。幼少の時に、自分の親とこんなことがあった、などという具体的なエピソードは案外思い出せないものですが、そのような思い出すことのできないエピソードの蓄積があってこそ、私たちは脳の中に豊かな「意味の森」を育むことができるのです。

そのような、無意識での記憶の編集過程によってつくりあげられていく意味のプロセスにおいて、「ああ、そうか！」とひらめくのは、特別な出来事です。脳の中に、記憶の編集過程で生まれた、特に重要な「意味」を自動的に検出して、アラームを出す仕組みがあるのです。通常の記憶の変化については誰も気づきませんが、ひらめいた瞬間は誰もが「アーッ」と驚き、そのことを意識します。

脳が、どのようにして「忍者のように静かに進む編集プロセス」の中から、「『アーッ』と驚くひらめき」を選び出すのか、そのメカニズムの詳細はまだ明らかになっていませんが、そのような働きがあるからこそ、岡本太郎の「芸術は爆発だ！」も、「ニュートンのリンゴ」も成り立つのです。

記憶の変化を測定する

アメリカで行われた、記憶についての研究を一つ紹介しましょう。

俗に言う「一発屋」、つまりある時期にパッと世に出てその後すぐ消えてしまった人をどれだけ覚えているかを調査し、その時に脳内のどの部分が反応しているかを計測する実験です。

なぜ「一発屋」を対象にするかというと、記憶が時間とともにどのように変化していくのかを探るためです。例えばある言葉がいつ記憶に定着したか、その年代を調べるのは不可能に近いですし、ジョン・F・ケネディやマリリン・モンローのように、死後もずっと報道されている有名人は、その人についての記憶が一体いつ形成されたのかわかりません。「一発屋」のように、明確な時代性を伴っているものならば、それも可能です。「あの人は今」に取り上げられるような人物の記憶が、その経年変化を調べるのには最適なのです。

実験では、選んだ「一発屋」の顔写真を見せて、「わかる」と答えた時、その人の脳の活動がどのあたりで行われているのかを調べました。

その結果わかったのは、いつの時期に記憶されたかによって、記録されている側頭葉の部位の活動に変化が見られるということです。

特に大きな変化が見られる部位は、右の中側頭葉のところです。中側頭葉は、長期にわたって記憶が定着される「記憶の中枢」で、この部位が損傷すると、記憶を思い出すことができなくなってしまいます。その一方で、ある程度以上の時間が経った記憶は、中側頭葉が壊れてしまっても無事思い出すことができることも知られています。

つまり、中側頭葉は、十年、二十年にわたって記憶が定着していく過程で、その編集過程の中枢として機能しており、その活動の変化が、そのまま記憶の編集のプロセスの変質を表していると考えられるのです。

そんなに長い間にわたって、記憶が変化し続ける。これは、いったんデジタル情報として蓄えられてしまえばそのままの形で残るコンピューター上のメモリーとは全く違った、人間の脳だけが持つ性質です。昔の記憶とはいえ、人の顔を見ればその人のことを思い出すことができるのですから、記憶の強度そのものが低下しているわけではありません。記憶は記憶として定着したままに、それが脳の中で置かれている場所や文脈が変化していく。私たちの何気ない記憶の背後にひそんでいるそのような息の長い、静かなプロセスを、このような実験が明らかにしてくれます。

「正確すぎる記憶」の欠点

世間では、頭が良いとは、すなわち「記憶力」が良いことであり、そして「記憶力」

が良いとは、覚えたことを正確に再現できるということであるという思いこみが強いように思われます。

しかし、ここまでの議論の流れでわかるように、話はそれほど単純ではありません。「記憶は常に編集され続ける」ということは、正確な記憶を保ち続けることが犠牲にされている可能性があるわけです。逆にいえば、正確な記憶再現力をある程度犠牲にしているからこそ、私たちはエピソードの編集から新たな意味を見出し、時には歴史を変えるようなひらめきを持つことができるのです。

世の中には様々な脳があるもので、一目見た光景を詳細まで覚えていたり、音楽を一回聴いただけで後になって正確に弾くことができたり、そのような驚異的な記憶力の持ち主の話を耳にしたことがあるかと思います。こうした人物をロシアのA・R・ルリヤという神経学者が研究した有名な事例があります。すでに絶版になりましたが『偉大な記憶力の物語』というタイトルの訳書も出版されていました。

ルリヤが研究の対象とした男は、その驚異的な記憶術を披露して生計を立てていました。彼は一度聞いたことは絶対忘れません。誰かといついつ会って食事をした時に交わした言葉のすべてを正確に覚えています。そのような能力を用いて、ロシアのミュージック・ホールで「見せもの」をして生活していたのです。まるでテープレコーダーのように他人の言葉を一字一句覚えているのです。その力の使い方を間違えれば「嫌なやつ」ではありますが、そのような生理的奇蹟は、人の心を魅了するものです。

とにかくその記憶力はすさまじいのですが、ルリヤがこの男を調べて達した結論は、「この男は他の人の脳に比べて優れた何かが付け加わっているのではなく、むしろ普通の人の脳に比べて何かが欠落している」というものでした。

つまり、男は「プラス脳」ではなく、「マイナス脳」だったのです。

その欠落とは何でしょうか。

記憶の編集力です。編集力がないということは、つまり体験から学ぶことはできないということです。

彼は、ある人と何回か会ったとしても、その人がこういう性格、人柄だということを認識する能力がないのです。その点で、ルリヤが調べたこの偉大なる記憶術師の「記憶」のメカニズムは、コンピューターのそれと似ています。コンピューターは打ち込まれた文字や情報を正確に再現することができますが、そのような情報を整理、編集して、ある日「こういう文章を書くから、この人はこういう文体を持っているんだ」ということに気づくことはあり得ません。

人間の脳というのは、つくづく不思議な存在です。正確な記憶を持つということと、新しい意味に気づくということは、もしかしたらトレードオフの関係（両立しない関係）にあるのかもしれないのです。

古代の人間と自閉症の少女

ルリヤの調べた男のように、普通では考えられないような特別な能力を持った人は、時折現れます。人間の脳は多様で、その可能性が伸びる方向は無限にあります。本当は、どのような脳が「正常」で、どのような脳が「異常」ということはありません。ただ、こちら立てればあちらが立たずで、同時に持つことができない能力があるというだけのことです。

老荘思想では、人間のピークは、五歳くらいだそうです。そんなものかもしれません。ある能力を獲得することは、別のある能力を失うことでもあるのです。

自閉症という、他人との関係がうまくいかない「発達障害」があります。もちろん、「障害」というのはいわゆる「普通」の脳を基準にしてのことで、本当はどんな脳でもユニークな価値を持つはずです。いずれにせよ、自閉症の子どもたちは、他人とのコミュニケーションをとるのが苦手です。相手の心の状態を読み取るために働く脳の機能が、うまく働かないと言われています。

自閉症の子どもの一部に、超人的な記憶力や驚くほどの計算能力を有する人がいますが、これらを「サヴァン能力」と一般に呼んでいます。映画「レインマン」でダスティン・ホフマンが演じた、「電話帳の番号を全部覚えてしまう」男を覚えている方も多いでしょう。

ナディアという自閉症の少女もよく例として挙げられます。彼女は疾走する馬を一瞬見ただけで、その馬の絵をそっくり描いてしまう、そんな特殊な能力を持っています。その絵は、レオナルド・ダ・ヴィンチのデッサンにもひけをとらないと言われるほどの再現力です。彼女は言葉をしゃべることができませんが、その代わりにこのような驚異的な写真的記憶力を持っているのです。

先に述べたように、言葉は、様々なエピソードの中から言葉の「意味」を見出す人間の脳の記憶の編集力によって支えられています。サヴァン能力を持つ人たちは、一般的に言葉によるコミュニケーションが苦手なのですが、その一方で、ある意味では「機械的」と言える、驚異的な能力を持っています。

やはり、記憶の編集力と、記憶の正確な再現力は、お互いにトレードオフの関係にあるのかもしれません。

長い進化の過程をふりかえれば、人間は様々な能力を獲得するとともに、別の能力を失う、ということを繰り返してきました。現代の人類は、進化の過程における様々な段階の人類に比べて、全ての能力で優っているわけではありません。「人間の能力」の集合の要素は、時代とともに一方的に増大していくわけではないのです。

しかし人類の祖先がどのように考えていたか、それを探ることは困難です。身体の構造とは異なって、思考のあり方が化石となって残るということはあり得ないからです。

大昔の人が描いた絵（原始芸術）が、数少ないヒントの一つとなります。

フランスのラスコー洞窟やショベ洞窟に描かれた壁画は、現代の私たちから見ても掛け値なしの傑作です。描写された牛やライオン、馬といった動物たちの様子はまさに迫真的で、写真などの技術がなかった当時に、暗い洞窟の中で一体どのようにして描いたのか、限りなくミステリアスです。何よりも不思議なのは、これらの壁画がどれも素晴らしい出来栄えで、習作や、駄作のようなものがないことでしょう。

イギリスの進化心理学者であるニコラス・ハンフリーは、興味深い仮説を唱えています。ラスコーやショベの壁画は、約三万年前の旧石期時代後期に描かれたものですが、これらの絵の特徴は、現代で言えばサヴァン能力を持つ人の描く絵に似ていると言うのです。

写真を撮っているわけでもないのに、動物を一瞬見ただけでその姿をほぼ完璧にとらえてしまったと考えられる点が、まず似ています。また、部分はとてもよくとらえられているのに、全体の配置はあまり工夫されていない点も共通です。ショベ洞窟の壁画にその特徴がよく表れています。せっかく見事に一頭のライオンの顔を描いたのですから、その周囲に十分な余白をとれば良いと思うのに、古代の画家は無造作です。構図など無視した形で、何頭ものライオンの顔が密着し、重ね合わせたように描かれてしまっているのです。このように、部分（ディテール）は素晴らしいのに全体の構図には注意が向かわないという洞窟画の特徴が、現代で言えばサヴァン能力を持つ子どもたちのそれと同じなのではないかと、ハンフリーは指摘します。

サヴァン能力を持つ人は、記憶を編集してエピソードから意味を見出すことが苦手な一方、記憶を正確に持ち続けることは得意であると考えられています。走っている馬を一瞬見ただけで迫真の絵を描いてしまったナディアのように、古代の壁画の描き手もまた、記憶を編集する能力や、それに支えられる言語能力を持たないかわりに、見たものを正確に表現する力を持っていたのではないかと言うのです。

逆に言えば、私たちは、言葉を駆使する力を獲得したかわりに、ラスコーやショベの洞窟画のような素晴らしい表現をする能力を、レオナルド・ダ・ヴィンチのような一部の天才を除いて失ってしまったのではないか、とも考えられるのです。

言語のような一つの能力を獲得するという歓びは、別のある能力を喪失するという哀しみとともにあるということなのでしょう。

私たちの言語能力は、むしろ子どもが描くごくありきたりの絵の中に表れています。例えば、一つ丸を描き、それに手を二本、足を二本つけて目（点二つ）と口（線一本）を加えれば、おそらく誰でもそれが「人間」であるとわかるでしょう。

そのようなヘタクソな絵を描くことが人間の素晴らしい記憶の編集力の表れだと言ったら、笑われるかもしれませんが、実際そうなのです。私たちは、右のように描かれた絵を見ても、それが人間であることをごく当たり前のように受け入れますが、よく考えれば変なのです。もし丸が顔だとすると、顔から直接手や足が出るはずがありません。

目は、点ではありませんし、口はよく見るととても複雑な形をしています。それでも、シンプルな絵で人間を表せると思えるのは、そのような編集作業を脳の中で行っているからです。

子どもの描くヘタクソな絵は、脳の中で記憶が編集されていることを証明しています。写実的でないからこそ、記憶が変化していることを表している。人間の姿をただ機械的に記憶していたら、ヘタクソな絵は描けません。脳内で記憶が編集されているからこそ、シンプルで、しかし必要にして十分な絵が出来上がるのです。

その意味では、いわゆる「うまい絵」「似ている絵」はむしろ機械的だと言えないこともないのです。実際、現代では、デジタル画像をコンピューターの機能を利用して加工するだけで、それらしい「絵」がいくらでも描けてしまいます。

むしろ、ごく普通の子どもが描くようなヘタクソな絵の中にこそ、私たち人間が世界の中に見出す様々な「意味」の萌芽があります。そんなバカなと思うかもしれませんが、子どもの稚拙な絵は、まっすぐに「ニュートンのリンゴ」のような「世紀のひらめき」につながっているのです。

人間の脳は、なんと不思議で、そしてすばらしい存在なのでしょう。

Ⅶ　不確実性を乗り越えるために

偶有性の海に飛び込むために

ここまで、ひらめきに至る人間の脳のはたらきが、日常的な何気ない心の動きの中に潜んでいるという話をしてきました。それでも、「私にはひらめきなど関係ない！」という人がまだまだいるかもしれません（いるに違いない！　と思います）。

しかし、考えてみると、ひらめきは、私たちが生きるためにどうしても必要なことなのです。

「人はパンのみにて生きるにあらず」と言います。食べ物や水は確かに生命を維持するためにどうしても必要なものですが、その他にも生きるために必要なことがある。ひらめきがなくては、私たち人間はうまく生きることができないのです。いわば、ひらめきとは、心臓にとっての鼓動と同じように、脳のはたらきに不可欠なものなのです。

それでは、ひらめきや創造性は、人間が生きる上で必要だということがなぜ言えるのでしょうか。

端的に言えば、「直面する不確実性にうまく対処するため」です。

ひらめきがあってこそ、私たちは、何が起こるかわからない不確実性にみちた環境の中でうまく生き延びることができます。仕事や学業において、今までの方法ではうまくいかず、エネルギーの膨大な無駄ばかりが生じてしまう時、たった一つのひらめきが新しい道を開いてくれます。

人生の不確実性は、完全にランダムでもなく、完全に規則的でもない中間領域に属します。ある程度は予測できるが、どうなるかわからない側面もあるという性質を、「偶有性」と呼びますが、人生はまさに偶有性に満ちているわけです。

ひらめきとは、いわば人生という偶有性の海に飛び込み、泳いでいくために必要不可欠な「ストローク」のようなものなのです。

その際に大事なのは、何よりも自発性（イニシアティヴ）です。すでに述べたように、脳の神経細胞は、命令をじっと待っているのではなく、自発的に活動するという性質を持っています。自発的な脳活動が外部の環境との間に密度の濃い相互作用のループをつくることで、ひらめきや創造性が生まれるのです。

不確実性と感情

現代社会の中では、不確実性に対処するための様々な工夫が生み出されています。

「確率」という概念も、その一つです。サイコロを振って、何が出るかは不確実ですが、6の目が出る確率は1/6、偶数が出る確率は1/2、素数（2、3、5）が出る確率も1/2というように、確率を計算することでその不確実性にうまく対応することができます。

たとえば、サイコロを振ってお金をかける時に、掛け金に対していくら払い戻すことにしたら胴元が損をしないかなど、そのような計算をする際にも、確率が役に立ちます。

より大きなスケールで言えば、生命保険などの保険金の計算も、確率に基づいています。一人ひとりがどれくらい長生きするか、ガンなどの病気にかかるかどうかは、あらかじめ見通すことができません。しかし、その確率を計算することはできるので、全体としては、保険会社が倒産してしまうことなく、被保険者がお互いにリスクをヘッジすることができるのです。

それでは、私たち人間の脳はどのようにして不確実性に対処しているのでしょうか？博打の胴元や保険会社のように確率を計算しているのかと言えば、そうでもないようです。脳において不確実性に対処するために最も重要な働きをするのは、「感情」なのです。

感情は、生物が生きる上で避けることのできない不確実性に適応するために進化してきたと考えられています。自発的な脳の神経細胞の活動が、感情やそれがつくり出す価値のダイナミクスとうまく結びついて働いた時に、不確実性をうまく乗り越えることができます。そして新しいものを生み出すことができると考えられているのです。

冷静に確率を計算することが、不確実性に適応することになる。これはわかりやすいでしょう。しかし、感情が不確実性＝「どうなるかわからない事態」に適応する上で役に立つとは、にわかに納得しがたい感じもします。

しかし、考えてもみてください。私たちの人生の経験を振り返ってみると、確かに、不確実性に直面している時に、感情が活性化しているように思われます。恋愛でいえば、相思相愛で好きな人とお付き合いできればそこにしみじみとした情緒が生じますが、一番感情が活性化するのは、相手が自分のことを好きかどうかわからない、不確実な状況においてです。試験の前に、うまくいくかどうかわからないと不安になります。危険に直面すると、テンションが上がります。試合の前のアスリートほど感情的な動物はいないでしょう。

つまり、不確実性は感情を活性化するのです。では、どのようにして感情は不確実性への適応を可能にしているのか？　これが、現代の脳科学研究における最重要のトピックの一つです。感情研究は日進月歩で、不確実性の存在下でいかに人間が判断し決断するのか、特にアメリカを中心に盛んに研究されています。

なぜ、アメリカで不確実性と感情の関係の研究が盛んなのかと言えば、アメリカ人がリスクを冒すことが好きな国民だからでしょう。頼まれもしないのに他の国まで出かけて戦争をするといった、現代の日本人には真似ができないような大胆なことをする。一方、日本人は、リスクを冒すことを嫌う傾向があります。より確実なことを求める。もちろん、世の中には本当は確実なことなどなく、科学的知見といえども実際には仮説に過ぎないのですが、日本人は脳についても「こうだ！」と決めつけてもらうのが大好きです。日本人は、脳の機能はこうである、ここが活性化するとこうなるというような話が好きですが、そのようなアプローチでは、感情と不確実性の関係は理解できません。「こうすればこうなる」という決めつけとは無縁の世界から、感情の大切さが始まるのです。「こうすればこうなる」と決めつけて恋愛に臨み、ひどい目にあった人はいませんか？　人の心は、ボタンを押すといつも同じ反応が返ってくる機械ではありません。生きるということは、何が起こるかわからない不確実性にいかに向き合うかということとが本質なのです。

経済学のガルブレイスの言葉を借りるまでもなく、現在は「不確実性の時代」です。いい学校を出て、いい会社へ行けば、それで幸せな生活を掴むことができるわけではありません。そういった状況の中でよりよく生きるということを自然に追求していけば、ひらめきということの大切さが自然に理解されてくるはずです。

感情は原始的？

それでもまだ、感情が不確実性への適応に関係していて、ひらめきや創造性に結びつくという考え方が、腑に落ちない人がいるかもしれません。

無理もありません。一昔前までの脳科学では、感情は原始的で、定型的な反応だと考えられていたからです。

感情の中枢は、大脳皮質の下の方にある扁桃核や中脳といった、進化的に古い脳です。これらの部位は、原始的であるという意味から「爬虫類《はちゅうるい》の脳」とさえ言われることもありました。衝動や欲望といったものが感情であり、理性を司る大脳皮質がそれらを抑えることによって人間は社会的生活を営むことができるというイメージが強かったのです。

このような印象をますます強めるような実験もありました。ラット（鼠）の脳に電極をさし、あるレバーを押すとドーパミン細胞が刺激されるようなシステムを作り、ラットがどういった行動をとるか探るものです。ラットはそのことに気づくと、際限なくレバーを押し続けてドーパミンを放出し続けました。

こういった実験を見せられると、感情というものは原始的で暴走しやすいもので、それを理性で抑えつけるからこそ人間は人間らしく生きていける、そう思われるのも仕方がありません。小学校の通信簿に「情緒の安定」という項目がありますが、まさにこれは「理性で感情をどれだけ抑えられるか」が人間らしさの指標であるというフィロソフィー（哲学）を表していると言えるでしょう。

「最近の少年はキレやすい」というような言い方の背後にも、感情は原始的なものであり、それを理性でうまく抑えて行動しないと大変なことになるという哲学がちらちらと見えます。

理性と感情は一体である

しかし、感情研究のニューウェーブ（新潮流）では、理性と感情は一体のものであると言われています。感情は、理性を含めた脳の認知過程のすべてに不可分な形で関わっているというのが、今の感情研究の考え方なのです。

つまり感情は、理性にコントロールされているのではなく、むしろ理性を支えている。これが、最先端の脳科学の考え方なのです。

感情を支えている古い「爬虫類の脳」も、実際には理性を司る大脳皮質と密接に結びついて働いています。理性が感情を一方的に抑えるというよりも、両者は一体のものとして、手に手をとって機能しているというのが実際のところなのです。理性でも論理でも、使えるものは全て使う。感情と理性は、一緒になって何が起こるかわからない不確実性に対処してきたのです。お互いが分かちがたく結びついて、一体のものとして進化していくのはむしろ当然のことと言えるでしょう。

ある場面で選択を迫られた時、「自分の直観を信じる」とよく言いますが、こうした選択を支えているのが実は感情です。

「最初のペンギン（first penguin）」という英語圏でよく使われる慣用句があります。ペンギンたちは、海に飛び込む時、足踏みをしてしまい、その場所でモジモジと滞留してしまいます。しかししばらくして最初のペンギンが飛び込むと、一斉に残りのペンギンも飛び込む。そういう行動形態がよく見られます。

なぜペンギンがなかなか飛び込まないのかと言えば、海の中には餌になる魚などもいるけれども、同時にペンギンを食ってしまう恐ろしい天敵もいるからです。シャチ、オットセイ、アザラシ……。できれば他のペンギンが飛び込んでから、「指さし確認」でもして飛び込みたいところですが、グズグズしていたら餌を逃してしまいます。

つまり「最初のペンギン」という慣用句は、勇気を持って新しいことにチャレンジする人を指すのです。人生は、偶有性に満ちています。ペンギンたちも、人間社会でパイオニアになる人たちも、偶有性の海へと飛び込んでいくのです。

ペンギンや人間のみならず、生き物は基本的に不確実性の世界で生きています。正解は何も保証されていません。しかしいつか決断し行動しなくてはいけません。時間はもっとも貴重な資源であるからです。その時、最後に背中を押す直観を支えるのが、脳における感情のシステムなのです。

感情は理性の邪魔をするどころか、人生最大の課題である不確実性に対処するために最も重要なものなのです。その働きに人は支えられているわけです。

極端な言い方をすれば、正解が決まっているものに対処するのに感情は必要ありません。例えば、車は左側を走らなくてはいけないとか、1＋1＝2であるとか。そのような状況判断、問題解決には、単純なるロジックを適用すれば良い。1＋1＝2かな、それとも3かなと、一々人生の矛盾を一手に引き受けたような顔で悩んでいても仕方がありません。

しかし人生で大切な問題であればあるほど答えはわからないものです。

大学はどこにしよう、就職先はどこにしよう、この人と結婚していいのだろうか、最近会社でどうも辛いのだけれども、思い切って転職してしまうか、それともこのまま少し我慢するか……。

そういった人生にとって大事なことほど、答えはわからないものです。それでは何をして決断せしめるかというと、そこに感情が必要になってくるのです。

実際、そのように悩んでいる時に、自分の感情がいろいろな意味で高ぶってくるのを経験したことはありませんか？

不確実性は、人生にとってやっかいなものであることは事実ですが、同時にそれは福音でもあります。ひらめきも、不確実性という背景から生まれてきます。すべてが確定した状況にあるならば、ひらめきは必要ありません。不確実だからこそひらめきが生まれる。答えがわかっているものに、ひらめきは必要ないのですから。

不確実だからこそ嬉しい

不確実性と感情の関係について、もう少し考えていきましょう。

感情といっても、喜び、哀しみ、怒り、不安、嫉妬、希望、絶望、後悔、苛立《いらだ》ちなど、様々な要素があります。まさに「人生いろいろ」の心のアップダウンが、人生の不確実性に対処する上で一体どのように役立っているのでしょうか?

まず何よりも大切なのは、「感情のエコロジー（生態学）」とも言えるこれらの豊かで複雑な感情が、複雑性に対応するための様々なツールを提供しているということです。後悔や不安といったネガティヴな感情にも、ちゃんとそれなりの役割があるから、進化の過程で生き残ってきたのです。不安に苛《さいな》まれて何もできないでいる時には、「行動しない」ということが生きのびるために役に立つからこそそういった感情が起こるのです。「後悔」という感情は、「起こったこと」と「起こったかもしれないこと」を比較し、脳の記憶のシステムの中で整理することで、次に似たような事態に直面した時に適切に対処するヒントを私たちに与えてくれます。

感情は、「みんな違ってみんないい」のです。多様性こそが不確実性に対処する上で役に立っているわけです。

多様性の一方で、様々な感情の働きには、それらを貫く一本の線があります。それは、すなわち、脳にとって嬉しいこと（報酬）にかかわる感情の働きです。先に、「強化学習」について説明しました。人間の脳の神経細胞の結びつきが変わることが、すなわち「学習」です。結びつきが変わると、考え方も変わるし、行動も変わる。この学習を導くのが、すなわち脳にとっての「報酬」を処理する感情のシステムなのです。

ある意味では、複雑多彩な感情のエコロジーは、報酬という「脳内通貨」をめぐって働いていると言っても良いのです。この「脳内通貨」の性質を考える時に、不確実性が大切な意味を持つことがわかってきました。

行動経済学という学問分野があります。そこではまさに人間が不確実性の中でどう行動するかということが研究されています。代表的な研究者はダニエル・カーネマンという人で、二〇〇二年にノーベル経済学賞を受賞しています。

経済学者が興味を持つような人間の行動において、不確実性が重要な役割を果たすことがわかりました。例えば、皆さんはコンビニに行って商品を選ぶ時、どのようにしていますか？　飲料が並んでいる棚の前で、消費者がどれを買うか選択するのに費やす時間は、約二秒だそうです。たった二秒の間に、棚を眺め、「あっ、これ買おう」と決めてしまう。飲料メーカーの担当者にとっては胃が縮み上がるような瞬間ですが、そのような時、私たちは必ずしも明確なポリシーがあって選んでいるわけではありません。だいたい、新製品など、どれがうまいのかまずいのか、わかったものではありませんし、ビールの味など、私なんか最初は「うん、やっぱりこれだ」などと蘊蓄《うんちく》を垂れていますが、飲んでいるうちに何だかわからなくなってくる。何を買ったら良いのか本当は正確にわからない。消費行動は、そのような不確実性の海の中で揺れ動き、飲料メーカーの業績や経済構造にまで影響していきます。

一般に、不確実性が存在する時には、人間の行動は単純な経済合理性だけでは説明できないということを、行動経済学者たちは発見し、理論化してきました。研究を進めていく中で、不確実性の下で人間がどう判断し行動するかということが、人間の行動を理解する最も大きなポイントであることがわかってきました。

そして、こうした行動経済学の知見が最近になって「神経経済学」という分野に発展的に止揚（アウフヘーベン）されました。不確実性の下での人々の判断、行動を扱う行動経済学の成果を受けて、脳にとって嬉しいこと（報酬）を表すドーパミンを中心とする感情のシステムが、どのように働いているのかを明らかにしようというのです。

私のグループでも、神経経済学の分野で研究を進めています。脳の感情のシステムが不確実性のもとでどのように働くかということを通して、人間を理解しようとしているのです。もともと、不確実性を扱う際に役に立つ「確率」は、フランスの哲学者ブレーズ・パスカルが友人にサイコロ賭博についての相談をもちかけられて考えました。神経経済学で研究される感情の働きは、パスカルの確率論をその一部に含みつつ、それを超える世界を志向しています。

神経経済学の分野で最も重要な発見の一つは、ウォルフラム・シュルツというケンブリッジ大学の神経科学者によるものです。彼は報酬の「脳内通貨」であるドーパミンについて新しい発見をしました。

その結果を一言で表せば、

「適切な文脈における不確実性は、それ自体が脳にとっての報酬になり得る」

です。

すでに何回か述べたように、ドーパミンというのは、脳内で嬉しいことや楽しいことがあると活動する報酬系の物質です。喉が渇いて水を飲んだ時、お腹がすいて食事をした時、あるいは好きな人と会うことができた時、そういう時に活動する。自分でドーパミン細胞を刺激できるようにされたラットがいつまでもレバーを押しているように、ドーパミンの発生は生物にとって嬉しい瞬間なのです。シュルツは、不確実性自体が脳にとっての報酬であるということを発見したのです。

これは例えば、数学者が「フェルマーの最終定理」のような一生かかっても解けるかどうかわからないものに挑む理由を、もっともよく表しているのではないでしょうか。数学者は、定理が正しいかどうかわからないからこそ、また解けるかどうかわからないからこそ、一生懸命考える。卑俗な例かもしれませんが、ギャンブルにはまってしまう人も同様でしょう。ギャンブルというのは不確実性そのものであり、はまるにはそれだけ脳内的な理由がある。賭けに勝ってお金をもらうことも嬉しいが、馬券を握りしめて、「来るか来ないか」とドキドキしている時はもっと嬉しい、というわけです。恋愛中毒という人もまたそうでしょう。相手が自分を好きかどうかわからないからこそ、ドーパミンが分泌され、はまってしまうのです。

不確実な状況自体が脳にとっては喜ばしい。この点にこそ、人間の本質を考える上で大切な感情のシステムの性質があります。人間とは、まさに、未知の可能性にかけずにはいられない動物なのです。

適切な不確実性

シュルツの「適切な文脈における不確実性」というテーゼの中で重要なのは、「適切な」という言葉です。

考えてみれば、「不確実性」がすべて脳にとって報酬になるかというとそうではありません。携帯電話がランダムに三回に一回しかつながらないと考えてみてください。嬉しいわけがなく、ただイライラするだけです。ギャンブルにおける不確実性でも、例えばパチンコの場合、店の人間が出玉を不正に操作していて全然出ないかもしれない、ということであれば、まったく嬉しくないはずです。博打の胴元が、せっかく当たってもちゃんと賭け金を払ってくれるかどうかわからない、という不確実性も嬉しくない。

恋愛における不確実性でも、この人は「自分のこと好きかな」という不確実性ならば嬉しいかもしれませんが、この人はひょっとしたら不実な人で、二股も三股もかけているかもしれないという不確実性が嬉しいわけがありません。「この飛行機は落ちるかもしれない」という不確実性も同じでしょう。

不確実性が脳にとっての報酬になるためには、適切な文脈によっていなければいけないのです。適切かどうかは、過去の知識などを参照しながら、大脳皮質が判断することです。ここでも、「理性」と「感情」の共同作業が行われているのです。

一般に、「楽しさ」を感じる脳のはたらきは大変高度なものです。というのも、本当の意味で自分が楽しみ、他人を楽しませるためには、不確実性に関する高度な認識と配慮が必要とされるからです。私は、映画でも小説でも音楽でも、エンターテインメントの極意は、不確実性にかかっていると思っています。いかに「おもしろい不確実性」を観客に提供できるか。「オチ」が途中でわかってしまったら、エンターテインメントは成立しえません。

人間の脳というのは、何でもギチギチに決められてしまうと嬉しくなくて、ある程度どうなるかわからないという不確実性を喜びと感じるようになっているようです。

そう考えると、冒頭に挙げた「アハ！ピクチャー」はまさに「適切な文脈における不確実性」を持ったものです。出された問題に答えがあると保証されているから一生懸命考えますが、実は答えがないと言ったらみなさん怒ってしまうはずです。ひらめきが来るのを待つ気持ちというのも、まさに不確実性による報酬です。ひらめきがあるかもしれないと思うこと自体が「適切な文脈における不確実性」とも言えるでしょう。

アイ・コンタクトは気持ちいい？

脳が何を報酬と感じるかは、大変おもしろい問題です。

最近、他人との「アイ・コンタクト」（目と目が合うこと）が脳に報酬を与えるという大変興味深い研究が発表されました。他人と視線が合うと、それが脳にとって報酬になってしまうのです。

女性の写真をいくつか見せて、脳がどのように反応するか、ｆＭＲＩ（機能的磁気共鳴映像法）を用いて実験したものです。ｆＭＲＩは、脳の中で血液がどのように流れているかをイメージにすることができます。よく、テレビ番組などで「脳が活性化している」などという説明とともに、脳の一部が赤くなっている画像を見たことがあるのではないでしょうか？　ｆＭＲＩは、神経細胞の電気的活動を直接見るわけではないのですが、神経細胞が活動すると、栄養や酸素が使われ、その結果その部位に流れる血液の量も増えるので、間接的に神経活動をモニターすることができるのです。

実験の結果、被験者の脳では、女性がこちらを見ている写真に対してだけドーパミン細胞が活性化していたのです。しかも目が合う相手が魅力的な存在であればあるほど、放出されるドーパミンの量は多い。一方、視線を外した写真では、ドーパミンの活動が低下したのです。

誤解を解くために申し上げれば、これは、必ずしも一目惚れとか、そのような恋愛にかかわる脳のメカニズムではありません。というのも、写真を見る人が女性でも、ドーパミン細胞の活動は同じように見られたからです。この実験結果は、恋愛に限らず、人と人の目が合うということが脳にとって嬉しいこと（報酬）であるということを示していると言えるでしょう。

ただ、これも先ほどの「適切な文脈における不確実性」が必要で、いくら魅力的な相手でも、自分のことを一分も二分も見続けていたら、この人は大丈夫だろうかと、むしろ不安になったり、不気味に感じたりするでしょう。相手の方を見た時、相手もこっちを見ていたりとか、別の時には目を伏せてしまっていたりとか、そのような偶有性に満ちたアイ・コンタクトこそが、私たちの脳への報酬となり、感情も活性化させるのです。

確実と未知とのバランス

脳にとっては、世界について学習するということが、何よりも大切な課題です。特に、人間のように、生まれてくる時は本能を除けばほとんど「白紙」（タブラ・ラーサ）であり、大人になった時に身につけている知識全てが学ばれたものであるという、「学ぶ動物」にとっては、学習することは何よりも重要な本能なのです。

創造性にとって大切なひらめきも、また、学習の一部です。〇・一秒のひらめき（「アハ！体験」）の間に、「一発学習」が起こり、神経細胞の結びつきの変化が定着してしまう。せっかくひらめいても、それが定着しなければ、脳にとって意味のある記憶にはなりません。

すでに何回か触れましたが、ひらめきのような、正解があらかじめきまっているわけではない学習のメカニズムは、「強化学習」と呼ばれています。何か嬉しいことがあり、脳内報酬物質であるドーパミンが放出された時に、その前に行われていた行動が強化されるという学習様式です。

強化学習自体は人間に固有のものではなく、進化の過程でかなり下等な動物にもみられます。例えばラットがある場所に行き、餌を見つけてそれを食べる。当然ドーパミンが放出される。そうすると、次からはその場所に行くという行動が強化されるわけです。この時、餌がどこにあるかという「正解」が最初から決まっているわけではありません。実際に報酬に出会って、それに従って脳の神経細胞のつなぎかえを行うことで、徐々に周囲の報酬環境に適した行動ができあがっていくわけです。

ここで、不確実性が大切な役割を果たすことになります。ある場所に餌があることがわかった時、そのような「確実な報酬」を利用することは大切なことです。その一方で、ベストセラーにもなった『チーズはどこへ消えた?』ではありませんが、その場所ばかりに行ってそのことに安住してしまうと、環境が変化した時に適応できません。常に、別の場所、未知の報酬源を探索する努力を怠ってはならないのです。その一方で、リスキーな探索行動ばかりとっていても、死んでしまうことになりかねません。

いかに、確実な報酬源を利用しつつ、未知の報酬を探索するか。この二つの行動様式の間のバランスこそが、正解が与えられていない強化学習において、もっとも大切な命題なのです。

確実な報酬源の「利用」と未知の報酬源の「探索」のバランスをいかにとるか、このことこそが人生の方程式であるとしても過言ではありません。

生物だけの話ではありません。会社などの組織も同じです。業績の上がる部門があったとしても、そればかりに依存していてはそれ以上の成長は望めません。その一方で、リスクの大きい新規事業ばかり手がけていれば、倒産してしまうこともある。確実なことと未知のことの間のバランスをいかにとるか、そのことが、「会社の強化学習」におけるもっとも重大な問題になるわけです。

「安全基地」の重要性

確実なことと未知のことが入り交じっている状態は、「偶有性」が支配する領域です。一般に、偶有性ほど人間の脳を惹きつけるものはありません。よく、居酒屋や喫茶店で会話していて、ハッと気づくと思わぬ長い時間が経過していたということがありますが、他人との会話も、偶有性に満ちているからこそ私たちにとって魅力的なのです。酔っぱらうといつも同じ話をする人や、話に脈絡のない人がいますが、そのような人は敬遠されます。やはり、規則的な部分とランダムな部分が混ざっているのが一番魅力的なのです。

ひらめきもまた、偶有性に満ちています。いつひらめくか、あるいはどんなことを思いつくかということは予想ができないわけですが、その一方で、ひらめきが起こる前の世界の見え方との連続性（規則性）があるからこそ、ひらめきの成果も役に立つわけです。

このように、安定していること（どうなるかわかっていること、言い換えれば「安心」）と、不確実なこと（どうなるかわからないこと、言い換えれば「チャレンジ」）の関係は、考えるほどに味わい深いのですが、私たちの人生のスタートから、確実なことと不確実なことは実はせめぎ合っているのです。

子どもの心の発達における研究で後世に非常に大きな影響を与えた、ジョン・ボウルビィというイギリスの心理学者の説で、「アタッチメント・セオリー」（愛着理論）というものがあります。

第二次大戦後、イギリスで大量の戦争孤児が生まれ、その中にはティーンエイジャーになって問題行動を起こす子どもが出てきます。ボウルビィはどういった子どもが問題行動を起こすのかということを、戦争孤児を収容する施設でボランティア活動をしながら、じっくり観察して研究しました。その結果、ボウルビィが発見したのは、子どものが「安全基地」を与えてくれるような環境が欠けていた子どもが、問題行動を起こすという事実でした。

子どもは、もともと、新しいことを探索する能力と意欲を持っています。新しいオモチャを見せると目を輝かせて遊んだり、初めての公園に行くと勝手に探検を始めたりするといった子どもの習性は、なじみ深いところです。

ところが、そうした探索を子どもが自由に行うことができるようにするためには、一つの条件が必要です。その条件が「安全基地」なのです。

「安全基地」とは、両親などの保護者が子どもに対して与える安心感のようなものです。たとえば、子どもは、困った時に「どうしたらいいの」とでも言いたそうに親の方を見たりしますが、そのような時に知らん顔をしないで、ちゃんと見返してあげる（子どもとアイ・コンタクトする）。あるいは、危ないことをしそうになったら注意する、トラブルになったら助けてあげるなど、子どもが安心して探索できるような心理的インフラをつくってあげることが大切なのです。そういった安心感がなければ、子どもは自由に探索ができないということをボウルビィは発見したわけです。

ボウルビィは、子どもにとって何よりも大切な発達課題は、だれかに対して愛着を持つことだということも言っています。子どもは、「安全基地」を与えてくれる保護者に対して愛着を持つようになるのです。その人がいなくなると探したり、その人にまとわりついたり。そのような、「安全基地」を与えてくれ、「愛着」を感じる対象がいなければ、子どもはすくすくと育っていくことができません。ある意味では、子どもにとって、言葉を学ぶなど、そういった個々のスキルを身につけることよりも、愛着の対象をいかに持つかの方が重要だと言えるかもしれません。そのような「愛着」の対象を持ち、「安全基地」に包まれてさえいれば、子どもは必要なことは勝手に探索し、勝手に学習していくというわけです。

ボウルビィの「アタッチメント・セオリー」における「安全基地」という概念は、強化学習における確実な報酬の「利用」と未知の報酬の「探索」の間のバランスをいかにとるかという問題と関係してきます。

こうしたバランスあるいは「安全基地」を失った子どもというのは、発達上、深刻な危機に陥ります。そしてそういった子どもが問題行動を起こすとボウルビィは言っているのです。最近の研究によると、「安全基地」を自分がどのぐらい持っているかという認識は、生涯を通じてあまり変わらないという知見が得られています。幼少期にどれくらい安全基地を得ることができたかということが、一生ついて回ってしまうのかもしれません。

自分自身を観察してみて、「自分は探索のための安全基地がないかもしれない」という人は、少しでも「根拠なき自信」を持つよう、努めてみてはいかがでしょう？　そもそも、人生何が起こるかわからないわけですし、この先の世の中でどんな能力が評価されることになるのか、誰にも見通すことはできないわけですから、全ての自信は根拠のないものであると言えるかもしれません。良き安全基地を保護者から与えられた子どもは、目を輝かせ、根拠なき自信に支えられて世界を探索していきます。

ワーグナーのオペラに、恐れを知らない勇者・ジークフリートが登場しますが、不完全な存在たる人間がジークフリートになるためには心の安全基地が必要なのでしょう。

大切なのは、「安全基地」という概念は、過保護・過干渉とは違うということを理解することです。「安全基地」は、あくまでも「探索する自由、意欲」と対になっているわけで、過保護・過干渉では自由な探索を妨げます。一方で、何のポリシーもない自由放任も困ったものです。自由に探索するためにこそ、インフラとしての「安全基地」があるという状況がベストなのです。

「安全基地」がひらめきを生む

「安全基地」という概念は、ひらめきとも密接に関係しています。ひらめきと学習、ひらめきと記憶の問題にも「安全基地」の概念はつながっているのです。

あの天才ウォルフガング・アマデウス・モーツァルトも、「安全基地」というインフラなしで、数々の傑作をものにできたはずがありません。モーツァルトに英才教育をほどこした父・レオポルト・モーツァルトの指導が「安全基地」であったことは、言うまでもありません。それに加えて、モーツァルトが受けた基礎的なトレーニング、そしてその結果脳の中に蓄積された様々な記憶もまた、モーツァルトにとって大切な「安全基地」であったはずなのです。

考えてもみてください。ピアノのトレーニングをまったくしたことのない人が、自由に即興曲を弾けるわけがありません。ある程度のスキルや曲についての「知識」という「安全基地」があってはじめて、「自由」に即興、つまり「探索」ができるのです。

音楽だけの話ではありません。数学や物理でも、基礎を知らないと研究はできないし何も発見できません。

学習して脳の側頭葉にいろいろ記憶や体験のアーカイヴを蓄えておかなければ、ひらめきを得ることはできません。暗記やつめこみの学習自体は全く創造的ではないのですが、そのようにして脳にたたき込まれた記憶は、創造のための「安全基地」として役に立つ可能性があります。

先に、創造性は**「体験 × 意欲」**で決まると説明しました。

悪名高い学校のペーパーテストも、そのような意味では必ずしも役に立たないわけではありません。振り返れば「コンチクショー」と思えるような詰め込み教育も、創造への意欲さえ持てば、ひらめきのための「安全基地」へと変えることができるのです。

もっとも、そのような意欲自体を失わせてしまうことが、詰め込み教育の最大の問題点なのですが……。

世界の見え方が変わってしまうようなひらめきは、脳にとって最大、最良の快楽の一つですが、そのひらめきを摑まえるためには、充分な記憶のアーカイヴ＝「安全基地」が必要です。そのためにも、最初からオレは天才だ、などと思わず、まずは地道に学習することが必要です。いろいろ知識を蓄え、経験を積めば、それが必ず創造のための肥やしになってくれるのです。

繰り返しになりますが、無からひらめきは生まれません。ひらめきには必ず理由があるのです。世間では、「記憶すること」や「学習すること」と、「創造的である」ということは、互いに逆のベクトルを向いているように思われていますが、決してそうではなくて、私たちの脳の中では、様々なことが密接に結びついているのです。

アメリカ人は、人間が不確実な状況でどういう振る舞いをするか、そういった話を好みます。シリコンバレーのベンチャー文化は、未知の領域に飛び込んでいく楽天主義があってこそですし、人類で初めて月に行ったり、あるいはインターネット上で今までにないビジネスモデルを創り上げたり、そんな話がアメリカ人は大好きなのです。

その一方で、どうも日本人は、不確実性や自由な探索を楽しむという気概に欠けているような気がします。私はあるところで、ここまで書いたような話をした後で「皆さんは不確実性を楽しいと思っていますか、不安に思っていますか」と聞いた時、九割の人が不安に思っていると答えたのにとてもショックを受けたことがあります。

こういったメンタリティーは変えていく必要があると思います。創造的に生きるということは、充分な「安全基地」を確保した上で、不確実性を楽しむことなのですから。

Ⅷ　ひらめきとセレンディピティ

セレンディピティの起源

本章では、最近脳科学の研究で注目されている「セレンディピティ」という概念を紹介したいと思います。

「セレンディピティ」の日本語訳は、「思わぬ幸運に偶然出会う能力」。また、そのような偶然による幸運との出会いそのものも、「セレンディピティ」と呼ばれることがあります。まだまだ聞きなれない言葉かもしれませんが、恋愛映画のタイトルにもなっていたので、あるいは耳にしたことがある人もいるのではないでしょうか。

「セレンディピティ」は、イギリスのホラス・ウォルポール（一七一七〜一七九七年）という小説家が初めて使ったとされています。ウォルポールの父は、イギリスの初代首相で、本人はゴシックロマンを中心とした小説を書き、当時はそれなりに名を馳《は》せました。

このウォルポールが一七五四年、友人に向けて書いた手紙の中に「セレンディピティ」という言葉があり、そこで彼は、「偶然幸運に出会う能力をセレンディピティと名付けよう」と提案しています。そのヒントとなったのは、「セレンディップの三人の王子」という童話です。童話の中でその王子たちは、自分たちが求めていたもの以外のものに次々と出会い幸福を掴みます。「セレンディップ」というのはスリランカの古い呼び名で、この童話をもとに、ウォルポールは「セレンディピティ」という言葉を作りました。それが今から約二百五十年前。徐々に人口に膾炙《かいしゃ》して、英語圏では現在一般的な用語になりつつあります。

「セレンディピティ」がなぜ起こるのか、あるいは「セレンディピティ」における脳内の働きについて、科学的な意味では、まだ明らかにはされていません。しかし、科学史上の様々な発見において、「セレンディピティ」の存在が欠かせなかったことが注目され始めています。「科学史上に残る発見」と聞くと、論理をとことん追求した結果、得られたものであると誰もが思うでしょうが、むしろそうしたことは例外的で、科学史上のほとんどの発見に「セレンディピティ」と呼べるような偶然があるのです。

ノーベル賞とセレンディピティ

特に最近の日本人ノーベル賞受賞者のうち少なくとも三人の発見には、明らかに「セレンディピティ」と呼べる偶然が介在しています。それぞれAというものを見つけるつもりが、ある偶然によってBに出会ってしまう。まったく想定していなかったBに出会い、その発見でノーベル賞を受賞したのです。

東大名誉教授の小柴昌俊さんはニュートリノ宇宙物理学の創設で二〇〇二年ノーベル賞を受賞しました。宇宙から飛んでくるニュートリノという物質を観測し得たことで、天体現象の解明に飛躍的な進歩をもたらした、それが受賞理由です。

しかしこの発見にも「セレンディピティ」と呼べる偶然が存在したのです。

小柴さんは岐阜県の神岡鉱山跡に、「カミオカンデ」という施設を作ります。原子核の中にある陽子という小さな粒子、それが五十億年に一回ぐらい壊れる。その五十億年に一度の陽子崩壊の時に出るニュートリノによって生じるチェレンコフ光を捕まえようというのが実験目的です。そのために、三千トンの水を集め、そこから発する微弱な光を、光電子増倍管を並べて捕まえようとしたのです。

そういう装置を用意して待ちかまえていたところ、大マゼラン星雲という地球から十七万光年離れたところで超新星爆発が起こり、その時に放射された光やニュートリノが十七万年かけて、宇宙の中を旅し、一九八七年二月二十三日に「カミオカンデ」の三千トンの水の中を通過したのです。そこから生じたチェレンコフ光が、小柴さんの作った装置によって見事にとらえられたのです。

小柴さんは当初の目的とは違う形でニュートリノを捕まえました。それは誰もが予想していなかった形のものでした。まさにこれがウォルポールの言う「セレンディピティ」です。

二〇〇二年にノーベル化学賞を受賞してマスコミでも話題になった、島津製作所の田中耕一さんも、試薬の配合を間違えたことがきっかけで、タンパク質の光学的な質量分析装置の原理を発見しました。二〇〇〇年に同じく化学賞を受賞した白川英樹さんも、実験中にプラスチックを焦がしてしまい、それがたまたま電気を通すプラスチックとなることを発見し、そのことが認められての受賞となりました。

この三人は、当初の実験の目的とはまったく違った形で新しい発見をして、ノーベル賞を受賞したのです。別の言い方をすれば、そのような偶然の幸運を掴む準備と能力があったからこそ、科学史に残るような偉大な発見をすることができたわけです。

セレンディピティは、外からの偶然のシグナルを受けてのひらめきであるとも言えます。たとえ、注目に値する現象が起こっていたとしても、冒頭に掲げた「アハ！ピクチャー」と同じで、そこに隠されているパターンに気づかなければ見過ごしてしまいます。

セレンディピティを与えてくれるのは大宇宙の森羅万象かもしれませんが、それを最終的に生かすのは、「ああ、そうか！」という人間のひらめきでもあるわけです。

予想できないからこそ大きい

ここまでの議論から、科学上の新発見というものは、事前に予想できないものであることがわかるでしょう。考えてみれば当たり前のことです。

「こういうものを一年以内に発見します」と研究計画書に書いたものをその通りに発見したとしても、それを大発見とは呼べません。一年以内に必ず見つかる、と予定できるのであれば、そんなものは新知見でも何でもないからです（残念なことに、大規模な予算がつく科学研究には、そのような予定調和型のものが多いのですが。もっとも、それは予算獲得のための「作文」という意味合いも強く、科学者も予算を出すお役人の方もサプライズをこそ求めているというのが本音のところでしょう）。

予想もつかないことを見つけるからこそ大発見となり、またそのためには「セレンディピティ」という偶然の存在が必要になるのです。

セレンディピティが重要になったのは、近年に限ったことではありません。長い科学の歴史をたどってみても、電気が流れて筋肉が収縮することを発見した、イタリアの生理学者ルイジ・ガルバーニの発見にも「セレンディピティ」の存在があります。ガルバーニは、お昼にカエルのスープをつくろうとカエルのむき身を用意しておきました。それにたまたまナイフやフォークなどの金属が触れ、そこに電気が流れてカエルの足が収縮したのです。これがガルバーニの「動物電気」の発見です。

レントゲンのX線発見にもセレンディピティの存在があります。真空管の中で電気を放電させる実験をしていたら、その管が紙で覆われているにもかかわらず、管から離れたところにある壁に塗られた蛍光塗料が薄く光っていた。どうやらその管から見えない光が出ているらしいということを、レントゲンは発見しました。それで手の写真を撮ってみたら骨が映ったのです。それから一週間ぐらい集中して実験し、世間に発表して大センセーションを巻き起こしました。

科学史における大きな発見ほど、Aというものを発見しようとしていて、実はBに出会ってしまったというセレンディピティの存在が不可欠なのです。

この「セレンディピティ」は、科学の発見のみならず人間がいかに生きるかという方法論にも広く応用できる概念です。

女性週刊誌などで、セレンディピティは「素敵な恋人に出会う能力」などといったテーマの記事で特集されたりします。恋人との出会いからノーベル賞まで、セレンディピティは様々な人生の局面で意味を持つ、大切な概念なのです。

恋人との出会いで言えば、最初から誰かを見つけようと行った合コンで出会いがあっても、それはそれでラッキーですが、あまりセレンディピティが高いとは言えません。むしろ、まったく別の目的、たとえば就職面接などで訪れた会場で、たまたま隣り合わせた人と会話を始めたら、意気投合して後ほど連絡をとり、会っているうちに恋人になった、というのが良質なセレンディピティの典型例と言えるかもしれません。

あるいは、人生に行き詰まっていてどうしようもないと思っていた時に、街を歩いていたり人と話していたりして偶然出てきた思わぬことで救われた、という経験はないでしょうか？　仕事がなくて困っていたら、久しぶりに会った友人が、偶然自分のやりたい仕事ができる会社を経営していた。本屋で目にした雑誌に、自分の行き詰まりを突き破るヒントが隠されていた。そのようなセレンディピティが、人生を変えてしまうこともあります。

人生における成熟の一つの目安は、自分ではコントロールできない要素の存在をいかに認めるかにあると言われます。確かに、どのような出会いがあるかは、コントロールできない。しかし、だからと言って不安に思ったり、イライラしたりするのではなく、むしろどんな出会いを運んでくるかわからない人生の流れを楽しむ。そのような余裕のある態度が、セレンディピティを高めてくれるのです。

会社のような組織もまた、同じことではないでしょうか。組織は、ついつい管理や目標設定という方向に向かってしまいがちですが、組織にとっても本当に大切なことは、セレンディピティとして訪れるはずなのです。

例えば、今年度の会社の目標をAと設定する。その際、同時に必ずBという隙間、つまりセレンディピティにも対応できる用意をしておかなければ、目標以上のものを得ることはできません。世知辛い現代でも、ある程度の余裕は必要です。仕事や人生において、九十パーセントは目的を達成する努力に費やしたとしても、残りの十パーセントは、その途中で出会うまったく予想していなかったものに対応していく。そうでなければ思いがけない発展もあり得ないのです。

セレンディピティを活かすには

セレンディピティは、何しろ、偶然との出会いなのですから、自分ではどうすることもできない側面があります。だからといって、「なるようにしかならないさ」とばかりに投げやりになってしまっては、出会いの機会もないし、またせっかく訪れた幸運も気づかずに過ごしてしまうかもしれません。最後にどのような幸運がやってくるか、それぱかりは神のみぞ知る、なのですが、そのような幸運と出会うために、普段から心掛けておくことはできます。

ここで、セレンディピティを起こすための六つの条件を掲げておきましょう。これらの条件は、セレンディピティを離れても、普段の生活の中で役に立つ心掛けばかりです。これらの心掛けを実行することによって、脳の中に、いざ幸運に出会えばそれを受け入れ、生かすことができるための「空白」をつくることができるのです。

六つの条件とは、行動、気づき、観察、受容、理解、そして実現です。

(1) 行動

まずは行動を起こさなければ、セレンディピティも何も得ることができません。しかし極端に言えば、その際の目的は何でも良いわけです。Aという目的を追求していて思わずBと出会うのがセレンディピティなわけですから、当初の目的であるAにさほどこだわらなくてもよいのです。目的が見つからないとくよくよ悩んで行動しないよりは、とにかくまず行動を起こすことが大事になります。

「ニート」と呼ばれる若者がすべてそうだ、というわけではありませんが、「人生の目的が見つからないから、何もしない」という人が時々います。そのような考え方が間違っていることは、今までの議論からわかるでしょう。行動してこそチャンスがある。何かやって初めてスタートラインに立てるのです。目的なんて、あとからつけるもの。とりあえずは身体を動かして、何かやってみることが重要なのです。

(2) 気づき

幸運にもセレンディピティに出会ったとしましょう。しかしそのことに気づかなければ、せっかくのセレンディピティも台無しです。いかに、普段と変わったこと、注目すべきことに気づくかということが大切なのです。Ⅴ章で述べた「チェンジ・ブラインドネス」のような現象で問題になっているのは、まさにこの点です。

例えば試験管を振って、いつもと違う色が一部分に出ている。そのことに気づくか、気づかないか。ここがノーベル賞をとるかとらないかの分かれ目です。気づかない人も、多いことでしょう。まったく予想できないことなのですから、それも無理はないのですが。

セレンディピティに「気づく／気づかない」に関しては、何も科学上の実験だけではなく、人生全般に応用できることです。例えば、好きなあの子が自分を見る表情に変化があったとか、上司の自分に対する物言いが微妙に変化したとか、そのような小さなセレンディピティの徴候に気づくことが、まずは何よりも大切なのです。

(3) 観察

セレンディピティの徴候に気づいただけで終わりではありません。気づいたら今度はそれをよく観察することが必要です。人間の目は、すべてを見ているようで、案外何も見ていないものです。というのも、人間が「見る」という行為は、眼球から光が入り、それが大脳皮質の視覚野のスクリーンに投射されるといった、単純なものではないからです。人間の脳は、入ってきた刺激を分解して組み立て直し、従来の知識と参照して、とてもアクティヴな過程を経ることで世界の中に様々な意味を読み取るのです。

同じ現象と出会い、それに気づいたとしても、観察する人によってそれがセレンディピティにもなるし、逃してしまう場合もある。観察は科学の基本中の基本ですが、同時に、人生全般における幸運との出会いを生かせるかどうかの分かれ目でもあるのです。

(4) 受容

しばしば、冷静、知的に対象を観察するだけでなく、感情の問題としても、対象との出会いを受容することが大切になります。

人間は、理性だけで生きている存在ではありません。未知の何かとの出会いは、しばしば人間に警戒心を抱かせ、時に反発したり、憎しみを抱かせたりさえします。そのような時、いたずらに従来の自分の世界観に固執することなく、積極的に新しい事態を受け入れる。そのような態度が重要なのです。

恋人との出会いで言えば、最初に反感を持つような人の方が、付き合ってみると実は自分にないものを持っていることに気づかされ、熱烈な恋愛感情に発展する、そのような経験はありませんか？　もちろん、タダの嫌なやつ、というケースもありますが、最初は反発するくらいの方が、自分にとって大切な何かを秘めているという場合も多いのです。

(5) 理解

観察、受容の次には、理解があります。対象を理解して、はじめてそれを自らの知の体系の中に位置づけ、血や肉とすることができるのです。

科学においては、理解することはある意味では究極の目標でもあります。しばしば、現象だけが知られていて、どうしてそのようなことが起こるのかわからない場合も多いのです。科学のセレンディピティは、理解することで初めて完結すると言えるでしょう。レントゲンにしても、目に見えない光が出ているということに気づいたとしても、それがどういった原理で起こっているのか理解するまでにはかなり時間がかかったのです。いわば、実験家は科学のセレンディピティにおける「切り込み隊長」のようなもので、理論家がそれを仕上げると言っても良いでしょう。

人との出会いにおいても、その人を深く理解した時に、関係は確固としたものになるのです。

(6) 実現

たとえ理解したとしても、次は他人にそれを説明したり、説得したりして、社会に広げていくプロセスが必要な場合もあります。

恋人との出会いならば、自分だけが気に入れば良さそうなものですが、いざ結婚となれば、両親を説得するなど、周囲の人たちを納得させることが必要になる場合もあります。

科学で言えば、自分だけがわかっていても、何にもなりません。他人にわかりやすい形で論文などの形にまとめ、科学者仲間に認めてもらわなければならないのです。

セレンディピティが、テクノロジーの分野において起こった場合は、なおさらです。せっかくの画期的な新技術の発明も、それが社会に広がって人々に使われなければ、宝の持ち腐れです。

自分では歴史を変える発明だと確信していても、それを世間に広めるためには、人を説得し、資金を集め、ビジネスとして成り立たせるという、息が長く、一筋縄ではいかない、泥臭い努力が必要となるのです。

以上のような、広い意味での実現のプロセスが、セレンディピティを最終的に完成させる、ある意味ではもっとも大変なステップと言えるかもしれません。

一パーセントのひらめきと九十九パーセントの努力

エジソンの「天才とは、一パーセントのひらめきと九十九パーセントの努力のたまものである」という有名なアフォリズムは、セレンディピティに出会い、それを生かす道筋における様々な要素の割合のことを言っているのだろうと思います。「九十九パーセントの努力」というのは、言うまでもなく、日ごろの地道な努力や、セレンディピティに出会った後にそれを実現するステップのことを指しているのでしょう。

それに対して、「一パーセントのひらめき」というのは、セレンディピティに出会い、それに気づくことを指しているのでしょう。何かに気づいた時のひらめきは、それこそ〇・一秒の間に起こってしまうわけですから、本当に一瞬のできごとです。その一瞬を生かすために、普段の地道な努力が必要になるわけです。

例えば小柴さんの場合、超新星爆発という、あまりにも美しいセレンディピティとの出会いが印象的ですが、それまでの地道な努力は筆舌に尽くせないほど大変なものだったはずです。文部省（当時）の役人を説き伏せ、何億円というプロジェクトの資金を集めて、鉱山の地権者や光電子増倍管の精度を上げるため技術者と交渉をして……。

そこにはひらめきも何もありません。地道な努力があるだけです。そして最後の最後の一パーセントになって、ようやくひらめきが必要になる。地を這う努力がなければ、その一パーセントもないわけです。

そして、何かに気づいたとしても、それを世間の人にわかってもらうよう説得して、形にしていくには、血と汗と涙にまみれた努力が再び必要になるわけです。

そのような意味で言うと、先のエジソンの言葉は、とても教訓的で曖昧なようでいて、実はとても具体的な言葉なのです。私たちの日常は、その一パーセントのひらめきを迎える準備をするためにあるといっても過言ではないでしょう。

科学というものは、客観的事実に基づいたロジックだけを追求することで結果が出る営みのように思われがちですが、実はそうではありません。九十九パーセントまではもちろんロジックが必要ですが、最後のセレンディピティとの出会いの部分に関しては神様からの贈り物とでも言うべき僥倖《ぎょうこう》に頼る他ないのです。

「脳の空白がひらめきを生む」と先にも述べましたが、ロジックのみにとらわれることなく、セレンディピティをつかむための空き場所を用意しなければ、科学でも人生でも飛躍はありえないのです。またそこが人間の営みの不思議なところでもあります。

ひらめきとセレンディピティ

セレンディピティとひらめきの関係について、整理しておきましょう。

小柴さんが超新星爆発で出現したニュートリノを捕まえたことは、いわば「外」から来たセレンディピティです。一方、アインシュタインが相対性理論のことをずっと考え続けて、一九〇五年に決定的な論文を書いたことは、アインシュタインの中でのひらめきによるものです。

それでは、小柴さんの発見と、アインシュタインの相対性理論は、全く性質が違ったものなのかといえば、そうではないところが、セレンディピティの面白いところであり、また人生の奥深いところでもあるのです。

まず「外」から来たセレンディピティも、内発的なひらめきと無関係ではありません。いくらセレンディピティが発生したとしても、それに気づかなければ意味がありません。つまり「気づく」時の脳の働きが、セレンディピティを迎えるために重要な要素となるのです。そして、何かに「気づく」時の脳におけるメカニズムは、ひらめく時のそれと共通です。つまり、それが外的要因であれ内的要因であれ、脳内における一瞬の「アハ！体験」が、セレンディピティとひらめきを結んでいることになるのです。

パスツールの有名な言葉に「幸運は準備のできたものに味方する（Chance visits the prepared mind)」というものがあります。小柴さんにしても田中さんにしても白川さんにしても、単なるラッキーではなくて、やはりそれだけの準備ができていたからこそセレンディピティをうまく活かすことができたのです。たとえセレンディピティが起こったとしても、それに気づかなければ何にもなりません。つまりセレンディピティがいくら外的要因で起こったとしても、それをつかまえるためには同時に内的なひらめきが必要なのです。

反対に、アインシュタインの相対性理論のような純粋なひらめきも、ある意味では脳の中から生まれる「内なるセレンディピティ」と言うことができます。すでに述べたことですが、人間は、自分の脳で起こることのほとんどを意識的にコントロールすることができません。心の中にそれと思い浮かべることすらできない。脳の神経細胞が常に心臓のように活動を続け、記憶の編集が続くなかで、ある時偶然の要素と要素の結びつきが生じて、「そうか！」というひらめきが生じる。その意味では、「私」にとって内なるひらめきは一つのセレンディピティと言えるのです。

それにしても、人間が感情を持っていることは、何と素晴らしいことでありましょうか。

人間は、理性が発達しているとよくいわれますが、同時に、人間ほど喜怒哀楽が激しく、様々な微妙な感情のニュアンスをもっている動物はありません。大脳皮質の高度に発達した理性に対して、そのように複雑で豊かな感情がなければ釣り合わないようなのです。

感情も、ひらめきも、セレンディピティも、そして素敵な恋人との出会いも、すべて人生が思いどおりにいかないからこそ、つまりは不確実性に満ちているからこそ、あり得る。そう考えると、失望や後悔のようなネガティヴな感情に対しても、「ありがとう」と感謝したくなります。

人生という偶有性の海に思い切って飛び込んでこそ、はじめてセレンディピティにも出会うことができ、また自分の脳の中に潜んでいる豊かな感情のダイナミズムを生かすこともできるのです。

Ⅸ　ひらめきを摑むために

ここまで、「ひらめきがなぜ生まれるか」を明らかにするために、ひらめきを支える脳のシステム、そして学習、記憶、感情、不確実性といったテーマについて考えてきました。最後に、ひらめき（「アハ！体験」）を摑むためにはどうしたらいいか、そのために心がけるべきことは何かをあらためて提示していきたいと思います。

無意識との対話

まず、ひらめきには無意識との対話が必要です。自分の無意識に常に耳を傾けていなければ、ひらめきのチャンスは少なくなります。自分が何を感じているかを常に意識してモニターすることが重要になるのです。

心理学で「フォーカシング」という技法があります。自分が感じているものに言葉を与えようとする技法です。自分が今持っている感覚をどのように表現するか、その正体は何なのかを考えることです。これが意外とできていない人が多いのです。

例えば科学者であれば、理論や実験について議論している時に、その問題について自分が本当にどう感じているのか、「これはいける」と思っているのかそれとも疑念があるのか、そういうことをちゃんと観察できているかどうかが重要になります。わかりやすく言い換えれば、「自分の内面と常に対話することを忘れない」ということです。

それはある意味ではクオリア（意識の中で感じる質感）の問題でもあるわけです。どういうクオリアを自分が感じているか。またそれを正確に把握できているか。それがひらめきへの道でもあるわけです。何かことを成す時、我々はどうしても社会的な評価やしがらみ、過去の固定観念にとらわれがちですが、まだ言葉になっていない自分の内面の感覚にどのぐらいフォーカスできるかが、難しいことではありますが重要になってきます。どれくらい自分の感覚に忠実でいられるかが勝負なのです。

ひらめきの主戦場は、側頭葉を中心とした無意識下でのプロセスにあります。この部分とどれだけ意識して対話することができるのかにひらめきの有無はかかっています。また、言葉になっていないようなものを言葉にすることは、無意識のものを意識上に引っ張り出すという意味で、ひらめきのメカニズムとも非常に近いものです。

「意識の前頭葉と無意識の側頭葉間での対話」

畢竟《ひっきょう》、ひらめきのプロセスはこの二つの関係性によって成り立っているとも言えるのです。

そしてそのためには、先にも触れた「脱抑制」が重要になります。脳というのは何かの目的のためにある特定のはたらきを強制するということが凡《およ》そできない器官です。目的を設定して、これを捻出しろといっても脳は従いません。むしろ抑制を取り払い、無意識を支える脳の活動を、自由にさせてやるということがとても重要なのです。

スポーツ選手が良いパフォーマンスを見せるためには、緊張するのではなく、リラックスすることが重要で、その時に最大のパフォーマンスが引き出せるとインタビューなどで答えることがあります。いわゆる「フロー状態」になれば、苦労しなくても、最高の身体の動きが自然に実現してしまうと言います。

スポーツ選手は、人間の脳の働きを熟知しているとも言えます。あまり目的意識でがちがちに固めてしまうのではなくて、リラックスして自分の脳の自発的な活動を最大限活かしてやることがひらめきへの近道なのです。

会話はひらめきの連続

また、普段の何気ない会話も、「ひらめき」にとって非常に重要な要素です。

誰かに何かを伝えたいという気持ちがないと、人間の脳は本気を出さないようになっています。普通の人が経験する最も身近なひらめきというのは会話です。もっと言えば、会話というのは、ひらめきが連続して起こっている状態ともいえます。その場その場で言葉が次々と出るわけですから。

コンピューターには会話はできません。そのことは、いわゆる「チューリング・テスト」に合格するコンピューターがまだないことからもわかるのです。

チューリング・テストというのは、コンピューターの理論的モデルを考えたイギリスの天才数学者、アラン・チューリングが提案したテストです。スクリーンの向こうに人間とコンピューターを置いてテキストで会話させます。人間と区別ができないほど上手に会話ができるコンピューターが現れた時に、そのコンピューターは人間と同じような思考能力を持っていると認めようというのが、チューリング・テストです。

このテストが画期的だったのは、知性というものをコミュニケーションで定義した点です。計算をするとか、アルゴリズムを実行するとか、そのような形で定義するのではなくて、コミュニケーションで定義するというところが独創的で、正しい着想でした。実際、現代の脳科学者は、人間の知性はコミュニケーションにおいてこそもっとも端的な形で現れると考えています。

なぜ会話ができるコンピューターがないのでしょうか？　その理由を端的に言えば、ひらめきを持つコンピューターがまだないということなのです。

私たちが何気なく行っている会話は、まさにひらめきの連続です。思い出してみましょう。ひらめきの別名は、一瞬のうちに学習が済んでしまう「一発学習」でした。会話とは、まさに「一発学習」の連続ではないでしょうか。というのも、たった一つの言葉のやりとりで、風景ががらりと変わってしまうからです。

それまで和気あいあいと話していたのが、一人のとげのある発言で険悪になる。逆に、けんか腰だった会話の場が、思いやりある一言で和む。まさに、会話とは、言葉による「状況の錬金術」のことです。別の言い方をすれば、一つ一つの言葉のやりとりが、思わぬセレンディピティの連続でもあるのです。

創造やひらめきは、特別なものではない、と何回も申し上げてきました。クラスメートとの他愛のない会話、居酒屋でのおしゃべり、長電話。これらは全て、驚異の連続です。しばしば、急速な方向転換やホバリングなどの高度な飛行技法を次々と繰り出すトンボは、航空力学の一大驚異だと言われますが、人間の会話も同じです。交わされる一言一言が、セレンディピティや、ひらめきの連続。偶有性の塊です。ですから、他人との会話を楽しむことは、もっとも身近な「ひらめき道場」だと言えるのです。

コミュニケーションの重要性

会話のようなコミュニケーションがひらめきにとって重要だというのは、何も他人との関係性だけではありません。脳内におけるコミュニケーションも重要な要素なのです。前頭葉と側頭葉の関係性からひらめきが生まれていると先に述べました。前頭葉と側頭葉、意識と無意識におけるコミュニケーションが、ひらめきを生む構造なのです。

前頭葉だけでも、側頭葉だけでもひらめきは生まれません。前頭葉だけでは記憶のアーカイヴにアクセスできませんし、側頭葉だけでは目的意識や価値観が生まれません。前頭葉が司る価値とか意図に基づく目的意識がなければ、ひらめきのためのアーカイヴが側頭葉にあっても、そこから適切なものを引き出すことはできません。

このあたりの事情が、先に創造性とは、

「体験 × 意欲」

のかけ算で決まると言った理由です。体験は側頭葉に蓄えられ、意欲は前頭葉でつくられる。右の方程式は、言い方を変えれば、

「側頭葉 × 前頭葉」

のかけ算ということになります。まさに、組み合わせによって爆発的な効果を出してしまうのが、私たち人間の脳の驚くべき能力なのです。

先ほども例に挙げた小柴さんにしても、レントゲンにしても、そもそもは「新しいものを発見するぞ」という強い目的意識があったはずです。だからこそ、セレンディピティと出会えたわけです。目的意識がなかったら、ひらめきを活かすことはできません。

その一方で、パラドキシカルな話になりますが、目的意識に縛られ過ぎてもいけないのです。自分の目的から外れるものでも、それが未知との出会いをもたらしてくれるものならば、気づき、観察し、受容しなければなりません。

考えてみると、本当に「良いひらめき」を持つための心がけは、そんなにやさしいことではないですね。しかし、だからこそ、チャレンジしがいがある。一番の楽しみは、他人とのコミュニケーションを充実させることで、自分の脳の中のコミュニケーション（異なる領域の間のかけ算！）も豊かにすることができるということではないでしょうか。私たち一人一人の脳は独立したシステムですが、何を言い出すか、何をしでかすかわからない他者との関わりの中にこそ、その「脳内／外コミュニケーション」を耕すための大切な偶有性の種があるのです。

人生、一瞬で風景が変わる

ここまで、「ひらめき」について様々な視点からお話ししてきました。現代社会においてもっとも高く評価され、また日本という国がこれからますます繁栄していくためにも必要な「ひらめき（「アハ！体験」）」を育むためのヒントが少しでも読者の皆さんに伝われば、著者としてこんなにうれしいことはありません。

最後に、私が一番申し上げたかったことを記して、本書を終わりにしたいと思います。

それは、人生というものは、一瞬のうちに風景が変わることがあるということです。どんなに人生を見切ってしまったと思っても、自分には未来がないと思いこんでしまっても、絶望に打ちひしがれ、あるいは得意の絶頂にあったとしても、一瞬のうちに、何かとてつもないことが起こり、それまでとは全く違った風景が見えることがあります。

その点にこそ、人生の最大の希望があり、幸福があり、また時には底知れぬ恐ろしさがあるのです。

私たちの脳は、そのような一瞬のうちの風景の変化に備えて、ひらめきを育み、セレンディピティを掴むためのシステムを用意しています。何とありがたいことでしょう。「内からくる」ひらめきと、「外からくる」セレンディピティは実は同じことだと、すでに申し上げました。広い世界と行き来しながら、私の内側と外側が一体のものとして結びつけられる快感。それこそがひらめきであり、セレンディピティなのです。

みなさんも、次なるひらめきのために努力し、心を開いて、世界を今までとは全く違った風景として眺めてみませんか。

あとがき

今まで、脳についての本は幾つか書いてきましたが、本書はその中でも最もやさしく、しかし本質的なことを書こうと努めた「作品」です。

お前の話は面白いのだが、文章が難しいとこれまで何度もお叱りを受けてきました。確かに、いつもコムズカシイことをあれこれ考えているので、ついつい文章もそうなってしまうのかもしれません。しかし、私が何を考えていようと、世間の人には関係のないことです。せっかく新潮新書から本を出すのだから、一つ自分の個人的な問題は棚上げにして、できるだけ世間の人の関心に寄り添ったことを説明しようと思いました。

その一方で、やはり、脳科学の最先端や、一番面白いところはお伝えしたい。また、私は人生というものを愛していると自負していますが、「ひらめき（「アハ！体験」）」を通して人生をもっと愛する、というコンセプトは絶対に外したくありませんでした。

右のような目的を実現するのはなかなか難しいことのように思われたので、今回は新潮社の北本壮さんと金寿煥さん相手にまずはひらめきについてお話しし、それを金さんが文章にまとめ、私が手直しをする、という形で仕事を進めました。

北本さんと金さんへの「レクチャー」を行ったのは、新潮社の会議室で、そこには一定部数（十万部と聞いております）を超す売れ行きを示した本を、革張りの表紙に製本し直して鎮座させておく、いわば新潮社の「栄光の殿堂」の本棚があるところでした。そのような部屋でお話しさせていただいたので、私の「体験×意欲」のかけ算にもターボがかかったのかもしれません。

北本さんと金さんに改めて心からの感謝を申し上げます。

「人生を変える」「人生をやりなおす」ためには、一瞬のひらめきこそが最高の妙薬であり、それを起こすための「インフラ」は誰のアタマの中にもある。そのことを読者の皆様にお伝えできたとしたら幸いです。


寒さの底に春の気配がそろそろ感じられる東京にて　　茂木健一郎

「アハ！ピクチャー」の解答

（8ページの「アハ！ピクチャー①」）

答え：地中海　白い部分が陸で、黒い部分が海……。

（11ページの「アハ！ピクチャー②」）

答え：ダルメシアン（犬）　図の中央、ダルメシアンが地面の匂いを嗅いでいます。

（12ページの「アハ！ピクチャー③」）

答え：イエス・キリスト　図の中央上半分、ひげの男性の顔は、まさしくイエス様！

（13ページの「アハ！ピクチャー④」）

答え：牛　図左半分に、正面から見た牛の顔が……。見えますか？

茂木健一郎　1962（昭和37）年東京生まれ。脳科学者。「クオリア」をキーワードとして、脳と心の関係を探究し続けている。著書に『「脳」整理法』『クオリア降臨』『脳の中の人生』『脳と仮想』など。

Ⓢ新潮新書

162

ひらめき脳《のう》

著　者　茂木健一郎《もぎけんいちろう》

2006年4月20日　発行
2008年5月10日　26刷

発行者　佐　藤　隆　信
発行所　株式会社新潮社
〒162-8711　東京都新宿区矢来町71番地
編集部(03)3266-5430　読者係(03)3266-5111
http://www.shinchosha.co.jp
印刷所　二光印刷株式会社
製本所　憲専堂製本株式会社

ISBN978-4-10-610162-5　C0245

新潮新書

161 **本気で言いたいことがある** さだまさし

家族、子育て、平和、義、人情……。今この国は、どこかおかしくないだろうか？ 時に辛口に、時にユーモラスに、しかしあくまで真摯に語り尽くした、日本と日本人への処方箋。

163 **池波正太郎劇場** 重金敦之

再読どころか何度でも読み返したくなる池波作品。躍動するキャラクターとそれを描写する「ことば」の魅力を存分に味わえる、初心者にも愛読者にも楽しめる当代随一の人気作家読本。

164 **日本共産党** 筆坂秀世

党財政三〇〇億円の内実は？ 宮本顕治引退の真相とは？ 鉄の規律、秘密主義。今も公安警察の監視対象であり続ける「革命政党」の実態を、党歴39年の元最高幹部が明らかにした！

157 **ルート66をゆく** アメリカの「保守」を訪ねて 松尾理也

進化論も否定するキリスト教原理主義、子供は公立学校に通わせず、小さな政府を熱望する……。ニューヨークでもロスでもない、大国の根幹を成す〝敬虔で頑迷な彼ら〟の実像！

158 **ラジオ記者、走る** 清水克彦

武器はマイクと心意気。戦争、震災に突撃したり、女性代議士を口説いたり……。地味な奴だとお思いでしょうが、ラジオはこんなに面白い！ 現場発の体験的ラジオ論。

Ⓢ新潮新書

Ⓢ新潮新書

148
ろくろ首の首はなぜ伸びるのか
遊ぶ生物学への招待
武村政春

古今東西の「架空生物」の謎を最新生物学で解き明かす。ドラキュラの細胞、モスラの外骨格、人魚の筋肉の構造とは？ 読み進むうちに頭が柔らかくなること間違いなし。

115
「裸のサル」の幸福論
デズモンド・モリス
横田一久訳

競争、協力、達成感から、ダンスやSM、麻薬まで、あらゆる幸福の源泉を動物行動学者の視点で分析。ヒューマニズムとは一線を画す、全く新しい幸福論。

112
14歳の子を持つ親たちへ
内田樹
名越康文

役割としての母性、「子供よりも病気な」親たち、「ためらう」ことの大切さなど、意外な角度から親と子の問題を洗いなおす。少しだけ元気の出る親子論。

108
明治の冒険科学者たち
新天地・台湾にかけた夢
柳本通彦

野心と探求心に燃え、悲願の植民地・台湾に乗り込んだ若者たちがいた。台湾学の礎を築き、アジア屈指の熱帯植物園を作り、原住民の写真を多く残した、三人の成功と挫折の物語。

134
ドクター・ショッピング
なぜ次々と医者を変えるのか
小野繁

身体の症状があるのに、検査結果は「異常なし」。納得がいかない患者は、また次の医師を求めて――。不毛な病院めぐりは、心身医学的医療でストップ！「あなたの病気は治ります」。

新潮新書

010 新書百冊 坪内祐三

どの一冊も若き日の思い出と重なる――。凄い新書があった。有り難い新書があった。シブい新書もあった。雑読放浪30年、今も忘れえぬ〈知の宝庫〉百冊。

004 死ぬための教養 嵐山光三郎

死の恐怖から逃れるのに必要なのは宗教ではなく、「教養」のみである。五度も死にかけた著者による、自分の死を平穏に受け入れるための処方箋。

009 ぐれる! 中島義道

個人にとって最も重たい問題は、社会をどれだけ変革しても、いささかも解決しない！　あなたは、理不尽を噛みしめながら、ぐれて生きるしかないのです。

022 謎解き 少年少女世界の名作 長山靖生

子供だましと侮るな。『十五少年漂流記』の裏には英米仏の領土問題が、『宝島』にはビジネスの過酷さが隠されている。世界の見方が変わる驚きの一冊。

033 口のきき方 梶原しげる

少しは考えてから口をきけ！　テレビや街中から聞えてくる奇妙で耳障りな言葉の数々を、しゃべりのプロが一刀両断。日常会話から考える現代日本語論。